Dr. Angela Fetzner

Die Lunge

So bleibt das wichtige Organ gesund

Ganzheitliche Methoden zum
Entgiften, Stärken und Revitalisieren

Achiel Verlag

Dr. Angela Fetzner

Die Lunge

So bleibt das wichtige Organ gesund

Ganzheitliche Methoden zum
Entgiften, Stärken und Revitalisieren

Bibliografische Information der Deutschen Nationalbibliothek
Die Deutsche Nationalbibliothek verzeichnet diese Publikation in der Deutschen Nationalbibliografie; detaillierte bibliographische Daten sind im Internet über http://dnb.dnb.de abrufbar.

1. Auflage 2023

Herstellung: BoD - PLUREOS - Bad Hersfeld

Herausgeber & Vertrieb:

Achiel Verlag

Gartenstr. 10 - 56462 Höhn

Umschlaggestaltung:
ZERO Werbeagentur, München unter
Verwendung von Motiven von shutterstock.com
Cover-foto: © ridofranz depositphotos.com

ISBN 9783986680329

Inhaltsverzeichnis

Wir atmen in jedem Moment unseres Lebens - Erlischt der Atem jedoch, ist das Leben zu Ende.

Unsere Lunge ist ein Wunderwerk der Natur - und doch zugleich so gefährdet wie kein anderes Organ.

Die Lunge ist ein komplexes Wunderwerk der Natur – zahllose kleine und große Atemwege bilden ein weitverzweigtes System, das dem Geäst eines Baumes gleicht. Weil die Lunge jedoch über die Atemluft in direktem Kontakt zur Außenwelt steht, ist sie äußerst anfällig gegenüber Bakterien, Viren und anderen Schadstoffen. Gelangen diese in die Atemwege, können sie dort entzündliche und schädliche Prozesse in Gang setzen, die unsere Gesundheit gefährden.

Eine gesunde Lunge ist die Grundlage des Lebens

Eine gesunde Lunge – die den gesamten Körper mit lebensnotwendigem Sauerstoff versorgt - ist die Grundlage des Lebens und essenziell für unser Wohlbefinden, sowie für Leistungsfähigkeit und Vitalität.

Die Lunge – Das vergessene Organ

Wird die Lunge nicht ausreichend gepflegt, sinkt nicht nur deren Leistungsfähigkeit, sondern auch die Widerstandskraft und die Immunabwehr des Organs ist stark eingeschränkt. Der Beginn von zahlreichen Krankheiten wird eingeläutet.

Eine gute Pflege der Atemwege ist der beste Schutz vor akuten und chronischen Lungenerkrankungen

Viele einfache und praktikable Maßnahmen beugen Erkrankungen der Lunge vor und sorgen für eine gesunde Lunge.

Dieses Buch vermittelt alles Wissenswerte über die Lunge, ihren Aufbau und ihre erstaunlichen Fähigkeiten – v. a. aber möchte es Ihnen Tipps an die Hand geben, wie Sie Ihre Lunge sinnvoll unterstützen, diese stärken und Infekten vorbeugen können.

Prolog

Liebe Leserin und lieber Leser!

Wir nutzen unsere Lunge rund um die Uhr – meist, ohne uns dessen bewusst zu sein

Wir atmen in jedem Moment unseres Lebens - Da die Lunge meist reibungslos funktioniert, ist die Atmung jedoch eine der Kräfte unseres Körpers, die für selbstverständlich gehalten werden.

Wer gesund ist, atmet automatisch – ohne darüber nachzudenken, was die Lunge dabei leistet.

Aus diesem Grund werden die Pflege der Lunge und die notwendige Fürsorge für dieses bedeutende Organ meist stiefmütterlich vernachlässigt. Und nicht nur das: Die meisten Menschen muten dem lebenswichtigen Organ auch noch Strapazen wie Rauchen, ungesunde Ernährung, trockene Raumluft usw. zu.

Erst wenn sich gesundheitliche Probleme wie hartnäckiger Husten oder furchteinflößende Atemnot einstellen, wird den meisten Menschen klar, was unsere Lunge eigentlich leistet.

Erlischt der Atem jedoch, ist das Leben zu Ende

Eine eingeschränkte Widerstandskraft der Lunge kann wiederum den Beginn zahlreicher Krankheiten einläuten. So stehen bspw. chronisch-obstruktive Atemwegserkrankungen und Lungenentzündungen im Zusammenhang mit einer geschwächten Lunge. Lungenerkrankungen gehören mittlerweile zu den häufigsten Todesursachen in Deutschland, wobei die Tendenz steigend ist.

Und Lungenerkrankungen zählen nicht nur zu den führenden Todesursachen weltweit – auch die Lebensqualität der Betroffenen wird durch Lungenerkrankungen wie COPD stark eingeschränkt.

Das Thema „Lunge" ist nicht präsent

Die zunehmende Bedeutung von Lungenerkrankungen und die gleichzeitig bestehenden Defizite in der Versorgung von Patienten mit Lungenerkrankungen werden weder in der Öffentlichkeit noch in Fachkreisen adäquat wahrgenommen. Während bspw. die Prävention und Therapie von Herz-Kreislauf-Erkrankungen auch in der Hausarztpraxis angekommen ist und die Mortalität von Herz-Kreislauf-Erkrankungen hierzulande rückläufig ist, können wir – was Lungenerkrankungen betrifft – einen gegenteiligen Trend feststellen.

Lungenerkrankungen sind heimtückisch

Lungenerkrankungen gehören zu den heimtückischsten Erkrankungen. Denn meist wird die Lunge hierbei so heimlich und listig geschädigt, dass es oft jahrelang nicht auffällt, dass das Organ bereits irreversibel zerstört wurde.

So ist der morgendliche Husten bei älteren Menschen schon fast obligatorisch und ***„gehört zum guten Ton"***. Und das Keuchen beim Treppensteigen wird meist als mangelnde Fitness abgetan. Während die Lunge derweil gegen die chronische Entzündung und die Veränderung ihres Gewebes kämpft, wird das wichtige Organ weiter vernachlässigt.

Viele Betroffenen gewöhnen sich auch an ihre Beschwerden und handeln erst, wenn ihre Lunge bereits mehr oder minder schwere bleibende Schäden erlitten hat.

Die Lunge schützen und stärken

Mit vielen einfachen Maßnahmen können Sie für die Gesundheit Ihrer Lunge sorgen und Erkrankungen vorbeugen. Wie Sie Ihre Lunge am wirksamsten gegen Schadstoffe wappnen sowie das Organ stärken und regenerieren – hierzu möchte Ihnen dieser Ratgeber alltagstaugliche und gut umsetzbare Tipps und Anregungen an die Hand geben.

Herzlichst Ihre Apothekerin Dr. Angela Fetzner

Atmen ist Leben

Atmen ist im Grunde genommen die natürlichste und selbstverständlichste Sache der Welt. So ist die Atmung auch eine der Kräfte des Körpers, die für selbstverständlich gehalten werden, so lange alle Prozesse reibungslos funktionieren. Funktioniert die Versorgung nicht optimal, kommt es sofort zu Leistungseinbußen und bereits nach drei Minuten sterben die ersten Gehirnzellen ab. Das Gefühl, wie unangenehm es ist, wenn die Atmung nicht richtig funktioniert, hat jeder schon einmal bei einer Erkältung erlebt.

Die Lunge ist das zuständige Organ, um den Austausch zwischen den aus der Umgebung aufgenommenen Gasen und dem Körper zu regeln. Über den Mund oder die Nase strömt die Luft in den Rachen und gelangt dann über die Luftröhre und die Bronchien in die Lunge.

Die Bronchien gehen in den Lungenflügeln in immer feiner werdende Äste über, die sogenannten Bronchiolen. Von dort aus geht es weiter in die Lungenbläschen, die medizinisch als Alveolen bezeichnet werden. Vorstellen kann man sich diese als minimale Ausstülpungen, die von extrem dünnen Wänden durchzogen werden. Jeder Mensch besitzt ungefähr 300 Millionen Lungenbläschen. Würde man diese ausbreiten und nebeneinander legen, entspräche die Fläche der eines Fußballfelds.

Erst in den Alveolen findet der unmittelbare Austausch von Gasen mit dem Blut statt. Das Blut nimmt frischen Sauerstoff auf und transportiert ihn durch den gesamten Organismus. Als Abfallprodukt wird das Kohlendioxid an die Lungenbläschen abgegeben und wieder ausgeatmet.

Die Lungenbläschen sind sehr empfindlich und mögen am liebsten saubere, leicht feuchte Luft von angenehmer Temperatur. Aus diesem Grund ist das weit verzweigte Bronchialsystem innen mit Schleimhäuten ausgekleidet. Die Schleimhäute schützen die Bronchien zudem vor eindringenden Erregern.

Auf den Schleimhäuten selbst befinden sich die Becherzellen, die zähen Schleim absondern, der wie ein Film auf der Oberfläche aufliegt. Bei den meisten dort anzutreffenden Zellen handelt es sich allerdings um Flimmerzellen, auf denen sich feine Härchen befinden, die Zilien genannt werden.

Die Zilien sind in der Lage, sich hin und her zu bewegen - Auf diese Weise befördern sie einem Fließband gleich eingedrungenen Staub, Bakterien und Viren weg vom Atemsystem. Dabei gelangt immer ein wenig Schleim in den Bereich des Rachens, der jedoch reflexartig sofort wieder heruntergeschluckt wird. Im Schleim enthaltene Keime werden so in den Magen transportiert und dort durch die Magensäure unschädlich gemacht.

Dabei wird jedes Mal ein halber Liter Luft ein- und ausgeatmet, was sechs bis neun Litern pro Minute entspricht und rund zehntausend Litern pro Tag. Im Alter zwischen 20 und 30 Jahren beträgt das durchschnittliche Lungenvolumen vier Liter, bis zum 60. Lebensjahr reduziert es sich auf knapp die Hälfte. Jeder Mensch verbraucht in seinem Leben durchschnittlich 20 Millionen Liter Sauerstoff.

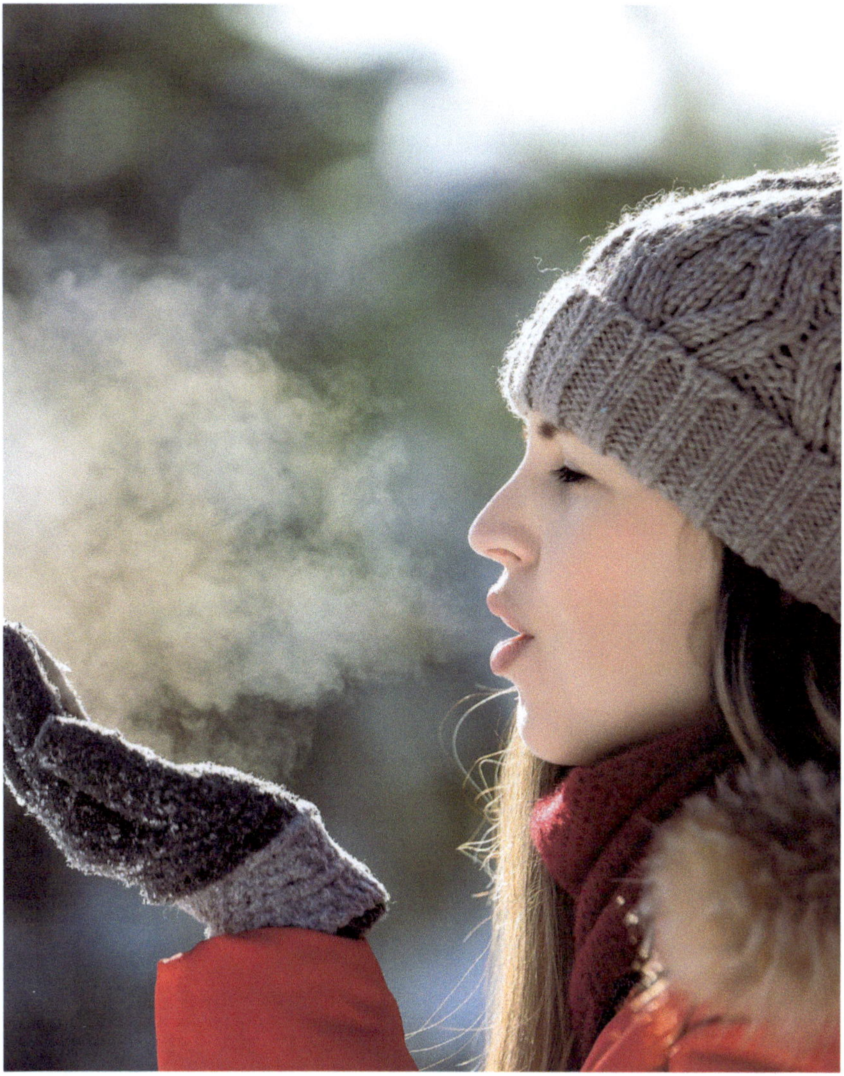

© shutterstock - illustrima - Der Atem

Was geschieht eigentlich genau bei der Atmung?

Einatmen, ausatmen. Pause. Einatmen, ausatmen, Pause.

Die Atmung des Menschen bestimmt sein ganzes Leben: Der erste Atemzug setzt unmittelbar nach der Geburt ein, mit dem letzten Atemzug endet das Leben. In der Zwischenzeit atmen wir ununterbrochen, über 700 Mal pro Stunde.

Jeder Mensch hat seinen eigenen Atem-Rhythmus, von dem er sich leiten lässt. Er spiegelt zu jeder Zeit seinen körperlichen und seelischen Zustand wider. Im Schlaf ist der Atem deutlich anders, als bei schneller Bewegung. Sowohl in Stress-Situationen, als auch beim Lachen oder beim Weinen verändert sich der Atem entsprechend.

Wir atmen ein, wir atmen aus – dieser Vorgang, der uns meist gar nicht bewusst ist und uns ganz selbstverständlich erscheint, ist in Wahrheit ein hochkomplexer Vorgang, ein Wunderwerk der Natur.

Die Atmung ist eine der wichtigsten Grundfunktionen des Lebens, die mit allen anderen Aspekten des menschlichen Organismus im Zusammenhang steht.

Der Mensch atmet etwa 20000 Atemzüge pro Tag, über 500 Millionen Mal in seinem Leben. Atmet er falsch, wird er krank. Das wusste bereits Buddha, der in seinen Schriften Tipps zum richtigen Atmen gibt. Und auch bei den alten Ägyptern und im Alten Testament finden sich atemtherapeutische Ratschläge.

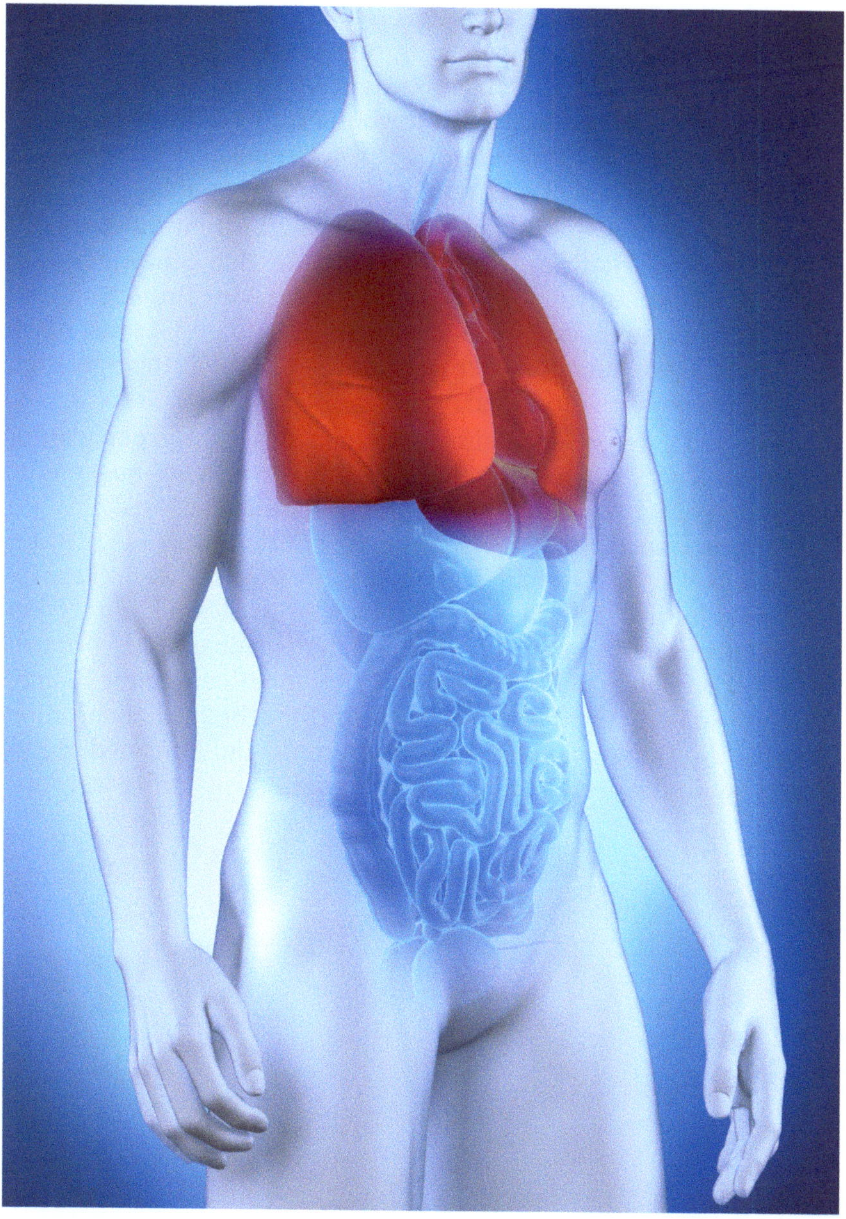

© depositphotos - CLIPAREA - Lunge beim Mann

Beim Einatmen wölbt sich das Zwerchfell nach unten, beim Ausatmen nach oben. Diese Bewegung regt die Tätigkeit von Magen und Darm, Leber und Nieren an. Zudem wirkt die Atembewegung auf die Freisetzung zahlreicher Hormone und besitzt somit einen großen Einfluss auf Psyche und Körper. Umgekehrt beeinflussen seelische und körperliche Vorgänge den Atemrhythmus.

Pro Minute atmen wir ungefähr sechs Liter Luft ein und wieder aus. Diese Luft fließt am Kehlkopf und an den Stimmbändern vorbei über die Luftröhre in die Lunge, wo in den Bronchien und Alveolen (Lungenbläschen) der lebensnotwendige Gasaustausch stattfindet. Der Sauerstoff, der mit der Luft in die Lunge gelangt, wird vom Blut aufgenommen.

Im Gegenzug geben wir beim Ausatmen das im Körper produzierte Kohlendioxid mit der Luft ab. Atmen ist eine ausgefeilte Zusammenarbeit zwischen ganz unterschiedlichen Muskeln und Muskelgruppen. Durch Anspannung sorgt unser wichtigster Atemmuskel, das Zwerchfell, gemeinsam mit der Zwischenrippenmuskulatur dafür, dass sich der Brustkorb heben kann. So bekommt die Lunge ausreichend Platz, sich nach oben und vorne zu drehen. Zeitgleich zieht sich – bei richtiger, so genannter Bauchatmung – das Zwerchfell zusammen und macht zusätzlich unten Platz für die Lunge. Sobald sich die Atemmuskulatur wieder entspannt, kann die verbrauchte Luft entspannt ausgeatmet werden.

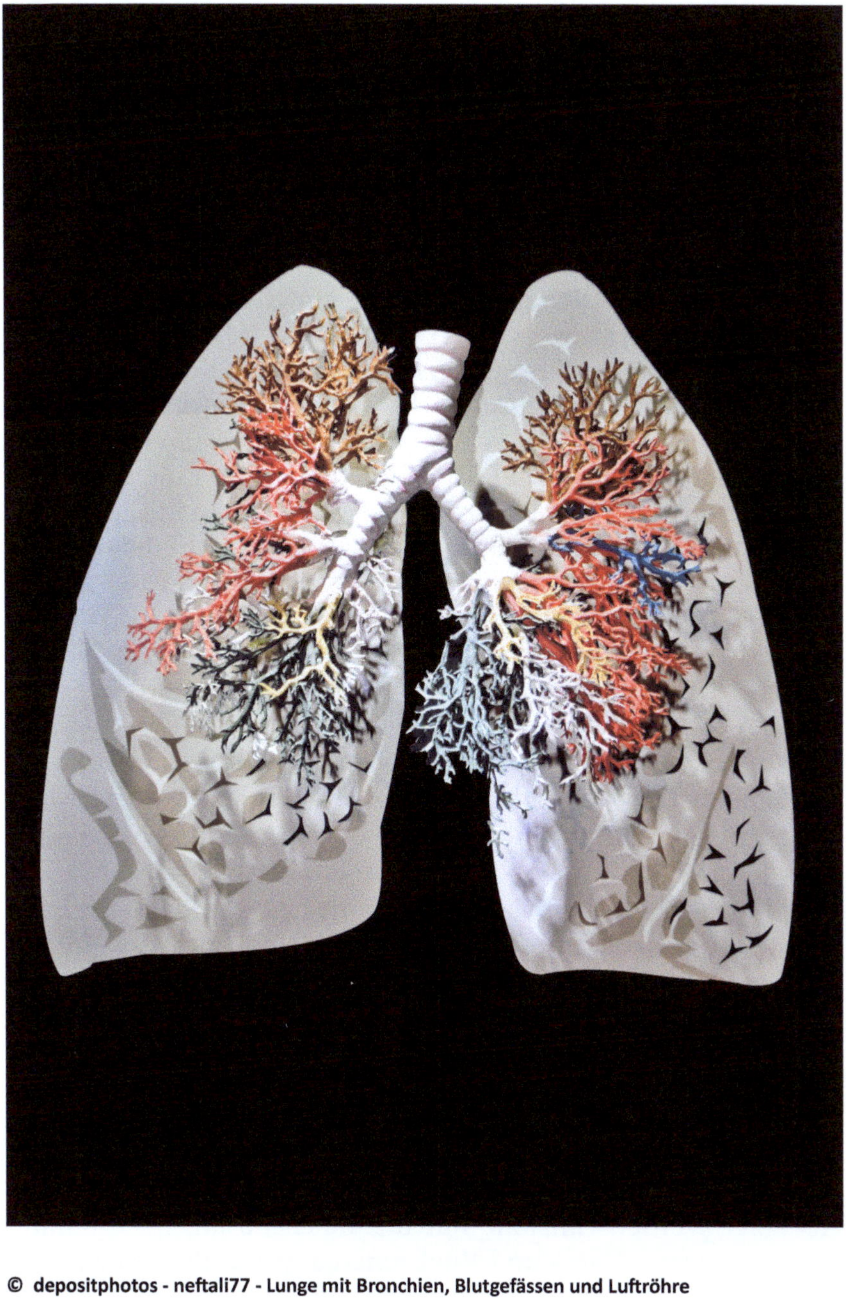

© depositphotos - neftali77 - Lunge mit Bronchien, Blutgefässen und Luftröhre

Unter Atmung an sich versteht man in physiologischer Hinsicht den Gasaustausch. Ein erwachsener Mensch atmet etwa 20000 Mal am Tag – jedes Organ, jeder Muskel, jede einzelne Zelle unseres Körpers benötigt Sauerstoff, um funktionsfähig bleiben zu können. Beim Einatmen wird der lebenswichtige Sauerstoff über die oberen und unteren Atemwege in den Blutkreislauf geleitet, von wo aus er im ganzen Körper verteilt wird.

Die Atmung führt zur stufenweisen Verbrennung von (gebundenem) Kohlenstoff und Wasserstoff, unter Zuhilfenahme von Sauerstoff. Dieser Prozess liefert die für den Organismus notwendige Energie, die für Bewegung, die Aufrechterhaltung einer konstanten Körpertemperatur und den Stoffwechsel gebraucht wird.

Man differenziert hierbei zwischen äußerer und innerer Atmung (Respiration). Unter der äußeren Atmung (auch Lungenatmung genannt) versteht man den Gasaustausch zwischen Luft und Blut. Die innere Atmung (auch Zellatmung genannt) stellt den Gasaustausch zwischen Blut und Zellen dar.

Die Lungenatmung ist für den Gaswechsel zuständig, also für den Austausch von Sauerstoff und Kohlendioxid mit der Umgebung. Die Sauerstoffaufnahme erfolgt in der Lunge und wird über den Blutkreislauf zu allen Körperzellen transportiert.

Die Zellatmung dient der Energiegewinnung in der einzelnen Zelle, hierbei wird Sauerstoff verbraucht und Kohlendioxid erzeugt.

Bei der inneren Atmung kommt es also zum Austausch von Sauerstoff und Kohlendioxid zwischen dem Blut und den Zellen.

Das Blut fungiert hierbei als Transportmittel für den Sauerstoff von der Lunge zu den Zellen – und umgekehrt führt das Blut das Kohlendioxid auch wieder mit zurück.

Das mit Sauerstoff angereicherte Blut kann nicht nur alle Zellen des Körpers blitzschnell erreichen, sondern mit Hilfe der Atmung werden auch Giftstoffe und Schlacken aus dem Körper geleitet. Wenn das Blut aufgrund einer zu flachen Atmung mit zu wenig Sauerstoff angereichert ist, verkleben die Blutkörperchen und infolgedessen kann es u. a. zu einem Stau im Lymphsystem kommen. Als Folge werden Giftstoffe nur unzureichend ausgeschwemmt, ferner erreichen Nähr- und Vitalstoffe aufgrund der schwer passierbaren Transportwege nicht mehr ihr Endziel.

Das kann sogar so weit gehen, dass Giftstoffe sich in verschiedenen ***„Depots"*** und auch in den Gelenken ablagern, wo sie u. a. Entzündungen auslösen können. Auch die Körperzellen haben durch die Unterversorgung mit Sauerstoff, die aus einer falschen Atemtechnik resultiert, deutlich mehr Arbeit zu leisten.

Aufgrund unzureichender Sauerstoffzirkulation kommt es zu einer Mangelversorgung mit dem lebenswichtigen Gas, weiter lagern sich Giftstoffe in der Zellflüssigkeit ein. Als Resultat kann es bspw. zu Schwellungen am ganzen Körper und zu Entzündungen besonders belasteter Bereiche kommen.

Die Atemfrequenz

Eine wichtige Kenngröße der Atmung ist die Atemfrequenz. Im Ruhezustand atmet ein Erwachsener etwa 15 Mal pro Minute ein und aus. Jugendliche haben eine Atemfrequenz von 16 bis 20 Atemzügen pro Minute. Unter Belastung kann sich die Atemfrequenz auf 50 Mal pro Minute steigern.

Ein Kleinkind hat eine Atemfrequenz von rund 25 pro Minute, ein Säugling etwa 30 pro Minute.

Ältere Menschen neigen wieder zum schnelleren Atmen, was aber oftmals auch Ausdruck verschiedener Erkrankungen sein kann. Der Sauerstoffverbrauch nimmt im Alter aufgrund der geringeren Stoffwechselleistung ab.

Obere und untere Atemwege

Die Atemwege werden in obere und untere Atemwege eingeteilt. Zu den oberen Atemwegen gehören der Mund, die Nase, die Nasennebenhöhlen, der Kehlkopf und der Rachen.

Die Luft tritt über die Mundhöhle (Mundatmung) oder über die Nase (Nasenatmung) in den Körper. Die Nasenatmung hat u. a. den Vorteil, dass größere Fremdkörper von den Nasenhaaren im Bereich des Naseneingangs aufgehalten werden.

Nachdem die Luft die Nase passiert hat, gelangt sie in die Nasenhöhle, wo sie durch die Nasenschleimhaut gereinigt, angefeuchtet und angewärmt wird. Über den Rachen (griech. Pharynx) wird die Luft weiter zum Kehlkopf (griech. Larynx) geleitet.

Die Stimmbänder markieren die Grenze zwischen den oberen und unteren Atemwegen.

Zu den unteren Atemwegen zählen die Luftröhre und die Lunge mit ihren unzähligen Verästelungen – den Bronchien und den Bronchiolen.

Die Luftröhre (Trachea) verzweigt sich in zwei Hauptbronchien - innerhalb der Lunge erfolgt anschließend eine Weiterverzweigung in zahlreiche Äste, die Bronchien. Aus den Bronchien entspringen die noch kleineren Bronchiolen. Am Ende der Atemwege befinden sich schließlich die kleinen Lungenbläschen (Alveolen), durch welche Sauerstoff in die Kapillargefäße übertritt und auf umgekehrten Weg Kohlendioxid aus dem Blut an die Lunge abgegeben wird.

Um den Abtransport von Fremdkörpern – die mit der Atemluft aufgenommen wurden - aus der Lunge zu gewährleisten, sind die Atemwege mit einem spezialisierten Epithel ausgekleidet, dem sogenannten Flimmerepithel.

Die oberen und unteren Atemwege sind jedoch keine getrennten Systeme, sondern sie bilden vielmehr eine funktionale Einheit. Über den Rachen und die Schleimhäute sind sie auch anatomisch miteinander verbunden.

Wenn wir einatmen, strömt die Luft über den Mund- und Nasenraum, den Kehlkopf und die Luftröhre in unsere Lunge. Die Lunge teilt sich in zwei Lungenflügel und fünf Lungenlappen auf. In den Lungenbläschen – den kleinsten Verästelungen des Bronchialsystems – findet der Gasaustausch statt. Der Gasaustausch besteht aus der Aufnahme von Sauerstoff in den Blutkreislauf und der Abgabe von Kohlenstoffdioxid, welches letztendlich mit der Ausatmung abtransportiert wird.

Man kann die Funktion der Lunge mit einer Art Blasebalg vergleichen. Beim Ausatmen dehnt sich die Lunge aus, um die einströmende Luft aufzunehmen, und beim Ausatmen zieht sie sich wieder zusammen. Der Brustkorb hebt und senkt sich, um der ausdehnenden Lunge den nötigen Raum zu verschaffen.

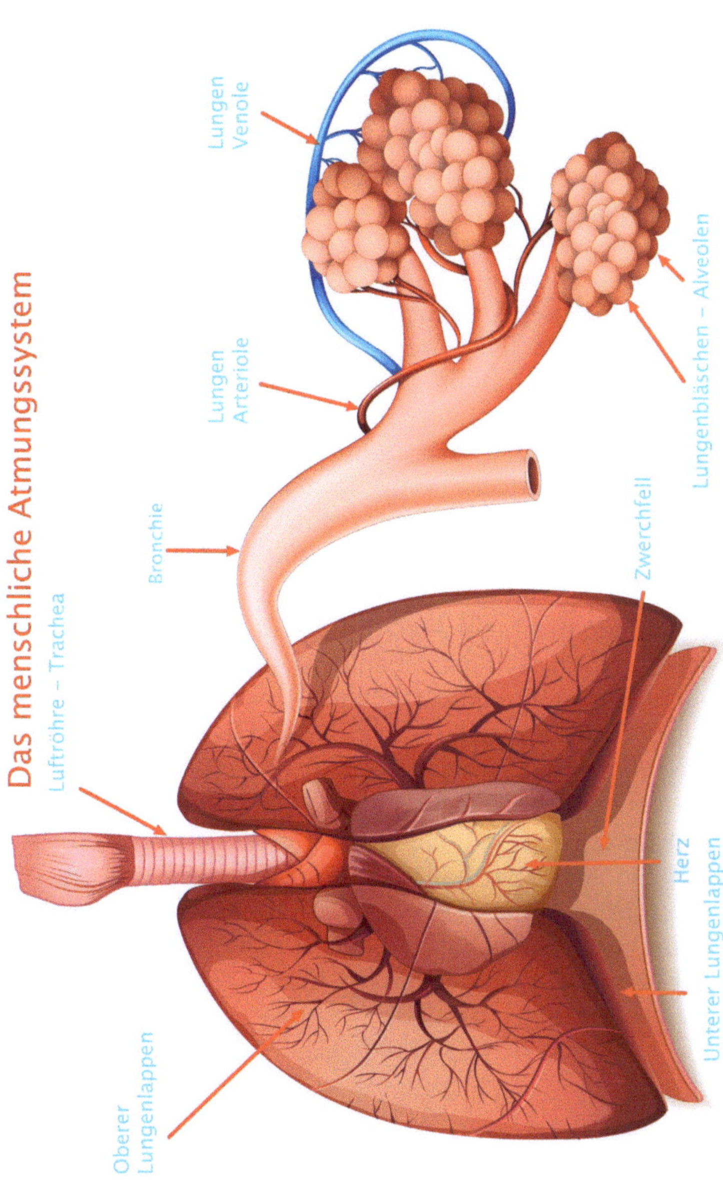
Das menschliche Atmungssystem
Luftröhre - Trachea
Bronchie
Lungen Arteriole
Lungen Venole
Lungenbläschen - Alveolen
Zwerchfell
Herz
Unterer Lungenlappen
Oberer Lungenlappen

Die Atmung ist das Resultat einer koordinierten Muskeltätigkeit

An der Atmung sind mehrere Muskeln beteiligt, die als Atemmuskeln bezeichnet werden.

Beim Einatmen unterscheidet man Brust- und Bauchatmung.

Bei der ***Bauchatmung*** (***Zwerchfellatmung***) wird das Zwerchfell angespannt – Dieses liegt direkt unterhalb der Lunge und trennt die Brusthöhle von der Bauchhöhle. Die Aufgabe des Zwerchfells besteht darin, durch entsprechende Kontraktionen das Heben und Senken des Brustkorbs zu veranlassen. Beim Einatmen spannen sich das Zwerchfell und die Atemhilfsmuskeln an und übertragen hierbei Druck auf den Brustkorb. Auf diese Weise vergrößert sich der Brustkorb und die Lunge dehnt sich elastisch aus. Durch den entstehenden Unterdruck kann Luft einströmen, infolgedessen wird Sauerstoff in das Bronchialsystem transportiert.

Im Gegensatz hierzu werden bei der ***Brustatmung*** beim Einatmen die Zwischenrippenmuskeln angespannt. Dadurch heben sich die Rippen und entsprechend auch der Brustkorb, der Brustraum vergrößert sich. Da die Lunge fest an der Brustkorbwand anliegt, folgen die elastischen Lungenflügel der Ausweitung des Raumes – es erfolgt eine Dehnung der Lungenflügel. Die so erweiterten Lungenflügel saugen nun Außenluft an, die über die Luftröhre und die Bronchien einströmt.

Die Atmung kann also nicht ohne koordinierte Muskeltätigkeit ablaufen – so ist die Muskeltätigkeit zum Heben und Senken des Brustkorbs (***Brustatmung***) sowie des Zwerchfells (***Bauchatmung***) nötig. Durch die Muskeltätigkeit entsteht ein Atemstrom, der die Atemluft über die Atemwege in die Lunge befördert, wo der Gasaustausch stattfindet.

Im Allgemeinen werden Brust- und Bauchatmung miteinander kombiniert, sowohl bei tiefer als auch bei oberflächlicher Atmung. Bei Frauen spielt die Brustatmung vermutlich eine größere Rolle als bei Männern – angeblich, weil diese eher als Männer um eine gute Figur bemüht sind und daher darauf achten, ihren Bauch einzuziehen. Mit zunehmendem Alter und damit abnehmender Elastizität des Brustkorbs gewinnt hingegen die Bauchatmung gegenüber der Brustatmung an Bedeutung.

Bei der Ausatmung (***Exspiration***) entspannt sich die Atemmuskulatur, die Lunge zieht sich zurück und der Brustkorb senkt sich wieder. Infolge des Überdrucks strömt die Luft über die Atemwege wieder nach außen. Die Ausatmung kann durch den aktiven Einsatz der Atemmuskulatur verstärkt werden. In der modernen Zivilisation haben die meisten Menschen den Zugang zu einer natürlich funktionierenden Atmung völlig verloren - so haben sehr viele Menschen ein gesundes Verhältnis von Brust- und Bauchatmung verlernt.

Folgen sind neben Beschwerden im Bewegungsapparat, im Herz-Kreislauf-System, im Lungensystem auch zahlreiche psychische Beschwerden.

Gründe für eine falsche Atmung gibt es indes viele. Eine der Hauptursachen liegt in einer gekrümmten Körperhaltung, die vielfach durch langes Sitzen am Schreibtisch entsteht. Als Resultat wird falsch geatmet, zu flach und nicht mehr tief in den Bauch hinein. Doch auch in der Freizeit, zum Beispiel auf dem Sofa vor dem Fernseher, lässt sich falsches Atmen antrainieren. Die meisten Menschen sind sich hierbei gar nicht bewusst, dass sie falsch atmen.

Die Atemmuskulatur zu trainieren, ist zudem der beste Schutz gegen Infekte. Denn sind die Atemwege - die wichtigste Eintrittspforte für Erreger aller Art - gut belüftet, können Viren und Bakterien sich nur sehr schwer festsetzen und vermehren.

Stockt der Atem im sprichwörtlichen Sinne, ist es an der Zeit, die entsprechenden Blockaden aufzulösen und wieder in den natürlichen Fluss zurück zu gelangen. Dies führt zu einer verbesserten körperlichen und psychischen Gesundheit und zur Freisetzung wertvoller energetischer Ressourcen.

Es gibt indes diverse Beschwerdebilder, die aus einer nicht korrekten Atmung resultieren können. Besonders typisch sind Verspannungen im Brust- und Rückenbereich. Betroffene fühlen sich in ihrem Bewegungsradius eingeschränkt und haben das Gefühl, nicht mehr richtig durchatmen zu können.

Begleitet werden können diese Symptome auch von der Annahme, keine Luft mehr zu bekommen, es herrscht im wahrsten Sinne des Wortes Atemnot.

Auch der Rhythmus des Atmens selbst kann außer Takt geraten. Manchmal ist die Atmung hektisch und sehr schnell, aber gleichzeitig sehr flach. Gepresste Atemzüge, bei denen ein Schnaufen oder Pfeifen mitschwingt, sind ebenfalls möglich. Zuweilen wird auch ein Anhalten der Atembewegung beobachtet. Auch bei hartnäckigem Reizhusten, der keine physiologische Ursache hat, muss an eine falsche Atmung gedacht werden.

Eine flache Brustatmung führt aber nicht nur zu einem Gefühl der Enge und zu Verspannungen, sondern auch zu einer mangelnden Sauerstoffversorgung des Körpers, da der untere Teil der Lunge schlechter durchblutet wird. Müdigkeit und eine verminderte Leistungsfähigkeit gehen hier häufig mit einer suboptimalen Atemtechnik einher. Wir atmen flach, hektisch und nervös – und lassen so wertvolle Energien verpuffen.

Richtiges Atmen will also (wieder) gelernt sein. Denn eine richtige Atmung ist eine wunderbare Quelle für Gesundheit und Wohlbefinden. Der Schlüssel zu nachhaltiger Gesundheit liegt in einer tiefen Bauchatmung. Der Körper zieht dabei ein Maximum an Luft in die Lungen, auf diese Weise kann jede Zelle im Organismus mit Sauerstoff versorgt werden. Der wohltuende Effekt ist sofort spürbar.

Wer tief in den Bauch hinein atmet, ist konzentrierter im Beruf und verfügt über mehr Vitalität, Ausdauer und Leistungsfähigkeit. Daher ist eine korrekte Atemtechnik sowohl für geistig Arbeitende als auch für (Leistungs-)sportler unabdingbar.

Oder anders ausgedrückt: Ungenutztes Lebens- und Leistungspotenzial kann freigesetzt werden, wenn eine existierende Atemproblematik aufgelöst wird.

Generell können sehr viele Beschwerden und Erkrankungen kuriert oder gelindert werden, wenn der Fokus auf eine gut funktionierende, korrekte Atmung gelenkt wird. Um zu erkennen, wie stark äußere Umstände den gesunden Atemrhythmus beeinflussen können, hilft es, sich bspw. die beiden Metaphern ***„vor Angst bleibt die Luft weg"*** oder ***„Stress, der die Kehle zuschnürt"*** ins Bewusstsein zu rufen.

Wer seinen Atem befreit, der befreit auch sich selbst, in vielen verschiedenen Dimensionen. Denn nicht nur der Körper wird durch eine gesunde Atmung beruhigt und leistungsfähiger. Auch die Wahrnehmung wird offener und klarer, der Erdung folgt nicht selten ein inneres Erwachen.

In der Schulmedizin existiert diese transzendente Komponente des Atmens jedoch nicht. Dadurch wird viel Heilungspotenzial verschenkt. Dabei ist der energetisch-spirituelle Aspekt einer korrekten Atmung keineswegs ein esoterischer Hokuspokus der letzten Jahre. Schon in den jahrtausendealten Schriften der indischen Veden wird die Bedeutung des richtigen Atmens für die Einheit von Körper, Geist und Seele beschrieben. Mittlerweile gibt es neue psychotherapeutische und alternativmedizinische Ansätze der Atemtherapie.

Wie steht es um Ihre Lungenfunktion?

Bei bestimmten Atemwegsbeschwerden - wie bei einem langwierigen und hartnäckigen Husten, bei Atemnot, Auswurf oder ungewöhnlichen Atemgeräuschen - kann ein Lungenfunktionstest Klarheit verschaffen. Auch bei Verdacht auf das Vorliegen von ernsthaften Erkrankungen der Atemwege wie COPD oder Asthma sollte ein Lungenfunktionstest durchgeführt werden. Nach einer vorangegangenen starken Infektion der Atemwege oder nach einer Exazerbation (einer plötzlichen Verschlechterung einer Lungenerkrankung) ist ein Lungenfunktionstest ebenfalls anzuraten.

Generell lässt sich anhand eines Lungenfunktionstests ermitteln, wie leistungsfähig Ihre Lunge ist. Mittels des Lungenfunktionstests wird ermittelt, wie viel Luft Sie ein- und ausatmen können. Auf diese Weise erhält man Auskunft über die Art und Schwere einer Lungenerkrankung. Neben der Diagnose liefern die Tests auch Informationen über den Verlauf einer Erkrankung oder über den Erfolg einer etwaigen Behandlung.

Bei Lungenerkrankungen ist vorwiegend die Ausatmung gestört. Kann etwa in einer Sekunde deutlich weniger ausgeatmet werden als normal oder befindet sich nach kräftigem Ausatmen immer noch zu viel Luft in der Lunge, kann dies ein Hinweis auf eine Lungenerkrankung sein.

Ein Lungenfunktionstest kann sowohl ambulant beim Hausarzt oder beim Lungenfacharzt, als auch im Rahmen eines Krankenhausaufenthaltes durchgeführt werden.

Was muss ich nach einem Lungenfunktionstest beachten?

Nach einem Lungenfunktionstest sollten Sie wieder einen normalen, gleichmäßigen Atemrhythmus aufnehmen. Falls Sie einen leichten Hustenreiz verspüren oder einen trockenen Mund haben, sollten Sie - vorzugsweise Wasser - trinken.

Obwohl die Untersuchung der Lungenfunktion ein unschädliches und nicht invasives Verfahren ist, wird diese Untersuchung viel zu selten von Ärzten angeordnet oder durchgeführt. Während bspw. die Messung des Blutdrucks (auch die Blutdruck-Langzeitmessung) ein Standardverfahren in jeder Allgemeinpraxis ist, wird die Lunge im Rahmen von Routineuntersuchungen noch immer stiefmütterlich behandelt. Messungen werden oft erst durchgeführt, wenn Betroffene selbst erste Beschwerden wahrnehmen. In diesen Fällen sind viele Lungenerkrankungen in ihrem Verlauf jedoch schon weit fortgeschritten. Eine frühe Diagnose würde dagegen die Chancen auf eine erfolgreiche und effektive Behandlung erhöhen.

Standardverfahren zur Kontrolle der Lungenfunktion

Spirometrie

Die Spirometrie ist die gängigste Untersuchung zur Bestimmung der Lungenfunktion. Hierbei wird unter Anleitung bspw. eines Arztes das Volumen der ein- und ausgeatmeten Luft gemessen – auf diese Weise können etwaige Veränderungen der Atemwege festgestellt werden. Der Test ist schmerzfrei, unschädlich und dauert nur wenige Minuten. Bei den meisten Messmethoden ist allerdings die aktive Mitarbeit des Untersuchenden erforderlich. - Nur so lassen sich aussagekräftige Werte ermitteln.

Durchführung der Spirometrie

Bei der Spirometrie werden die Luftmenge beim Ein- und Ausatmen sowie die Geschwindigkeit des Luftstroms gemessen.

- Sie sitzen hierzu in einer speziellen Kabine.
- Die Atmung erfolgt über ein Mundstück. Nach einigen normalen Atemzügen atmen Sie so lange und so kräftig wie möglich ein und aus. Folgen Sie hierbei den Anweisungen des Arztes bzw. der medizinischen Fachangestellten.
- Das Mundstück ist mit dem Messgerät verbunden, dem Spirometer. Es erfasst bei jedem Atemzug die Menge der ein- und ausgeatmeten Luft.
- Damit keine Luft aus der Lunge durch die Nase entweichen kann, ist das Tragen einer Nasenklammer notwendig.
- Das Mundstück ist direkt mit einem Computer verbunden – auf diese Weise werden Ihre Werte automatisch übertragen und können später ausgewertet werden.
- Um repräsentative Werte zu erhalten, atmen Sie so stark wie möglich durch das Mundstück ein – im Anschluss atmen Sie wieder vollständig aus.
- Ihre Atemwerte werden von einem Computer aufgezeichnet. Anhand Ihrer Daten wie bspw. Alter, Größe und Gewicht werden Ihre individuellen Lungenfunktionswerte mithilfe eines Computerprogramms ausgewertet.

Ein wichtiger Wert zur Beurteilung der Lungenfunktion ist u. a. die Vitalkapazität (VC). Hierbei handelt es sich um die Luftmenge, die Sie nach tiefster Einatmung maximal ausatmen können. Die Einsekundenkapazität (FEV1) wiederum ist die Luftmenge, die Sie innerhalb von einer Sekunde nach tiefster Einatmung ausatmen können.

Neben der Stärke der Ein- und Ausatmung wird auch der Sauerstoffgehalt des Blutes gemessen – auch an diesem Wert ist ersichtlich, wie gut die Lunge arbeitet.

Mögliche Nebenwirkungen

Durch das tiefe Atmen kann es manchmal zu Hustenreiz, Mundtrockenheit oder leichtem Schwindel kommen. Diese Nebenwirkungen sind aber meist nur von kurzer Dauer – Trinken Sie bei Bedarf etwas Wasser, bei etwaigem Schwindel können Sie sich kurzzeitig hinsetzen.

An die Spirometrie können sich bei Bedarf weitere Untersuchungen anschließen.

Ergospirometrie

Hier wird die Lungenfunktion unter körperlicher Belastung, meist auf einem Fahrrad-Ergometer, überprüft, um festzustellen, ob die Beschwerden (z. B. Atemnot, Husten) nur bei Anstrengung auftreten oder sich verschlimmern.

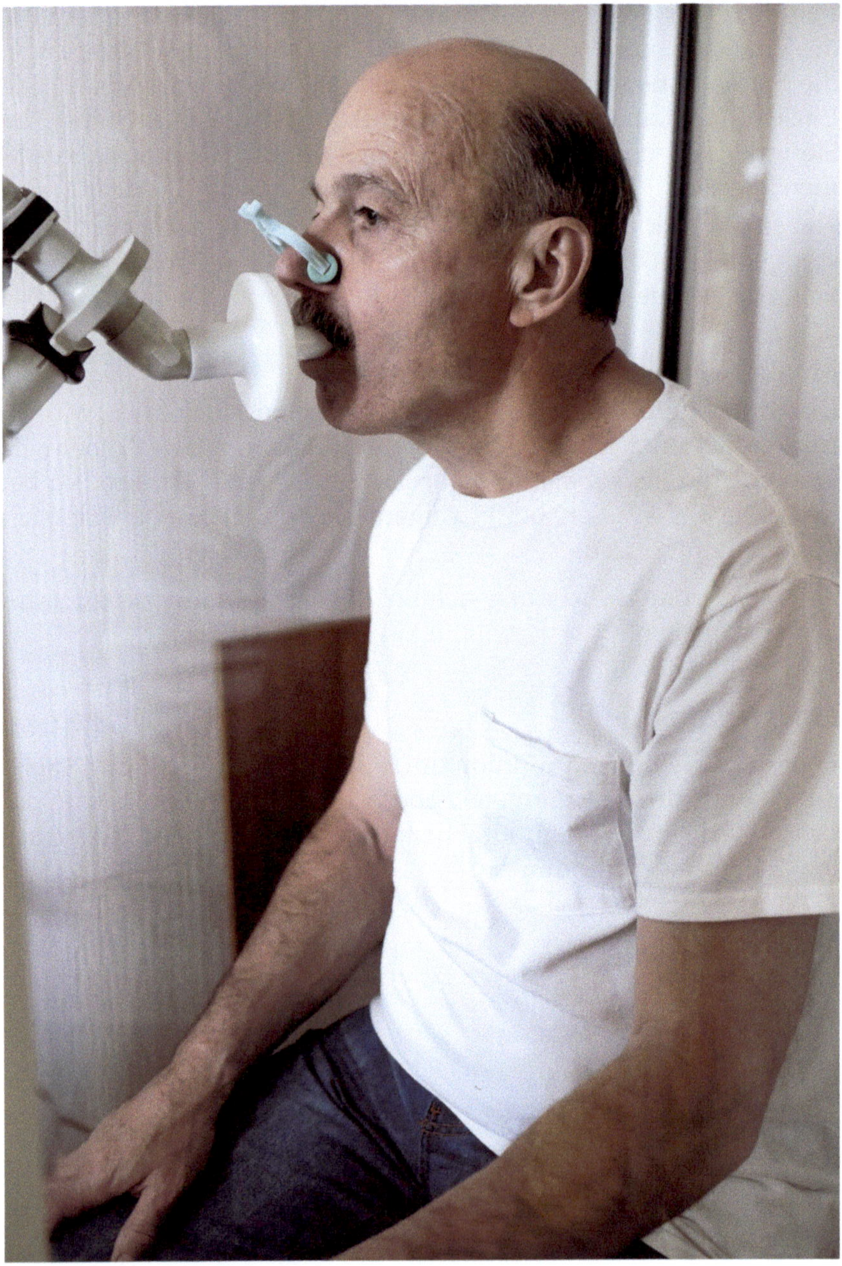

© depositphotos - Koldunov - Spirometrie

Peak-Flow-Messung

Die Peak-Flow-Messung ist eine einfache Lungenfunktionsprüfung, die man selbst zuhause mittels eines sogenannten Peakflow-Meters durchführen kann. Der Peakflow-Meter ist ein kleines, handliches Gerät, mit dem man die Lungenfunktion sowie den Verlauf einer Lungenerkrankung überprüfen kann. Die erste Messung erfolgt üblicherweise unter Anleitung eines Facharztes, welcher den Klienten bzgl. des richtigen Umgangs mit dem Gerät instruiert. Anschließend kann der Patient den Peakflow-Meter selbstständig zuhause oder unterwegs benutzen. Das Gerät misst den Höchstwert der Ausatmung (**englisch: *„peak flow"***). – Es kommt hierbei auf ein kräftiges und schnelles Ausstoßen der Luft an. Sind die Bronchien verengt bzw. entzündet, kann die Luft nur langsam hinausströmen.

Idealerweise wird die Peakflow-Messung zweimal täglich (morgens und abends) durchgeführt. Es werden hierbei jeweils immer drei einzelne Messungen vorgenommen, der hiervon beste Peakflow-Wert wird in einer Tabelle oder in einem Tagebuch protokolliert.

Die Peakflow-Messung hat den Vorteil, dass sie auch für kleinere Kinder geeignet ist.

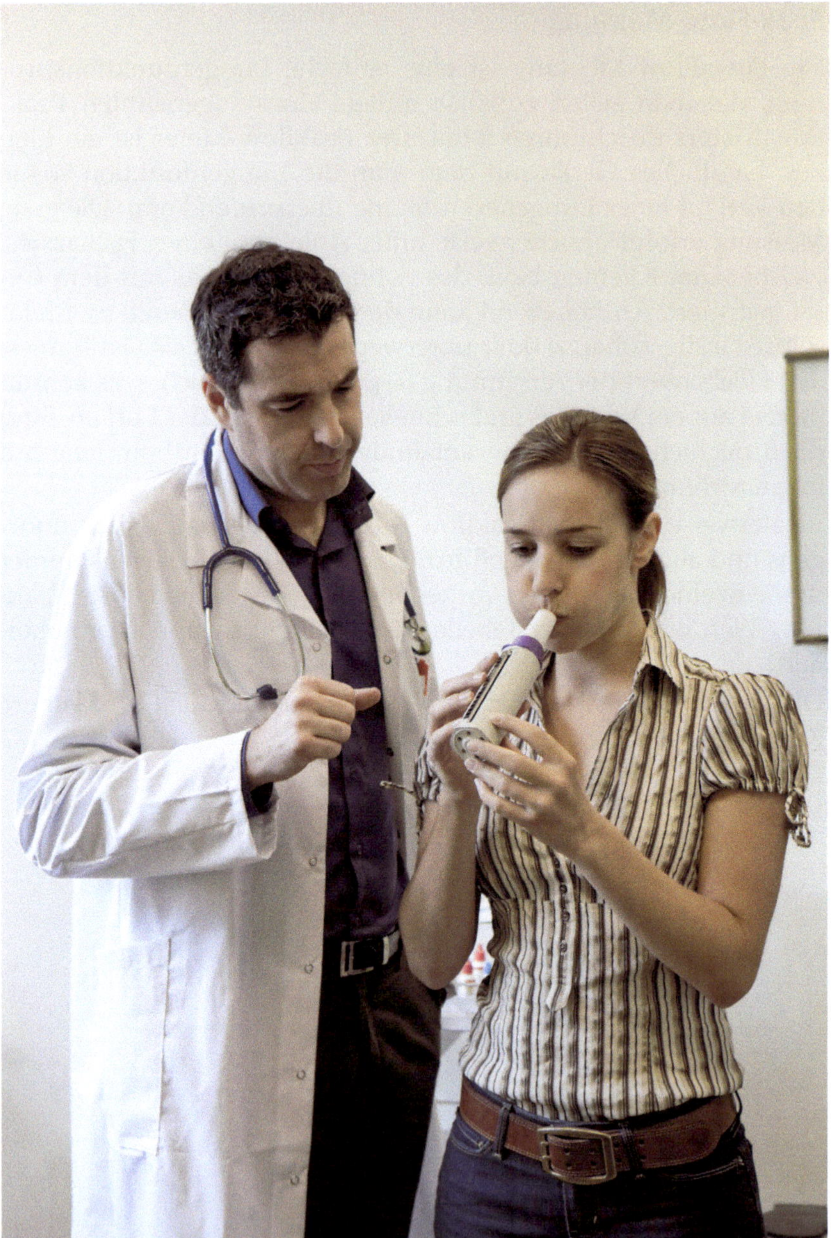

© depositphotos - imagepointfr - Peak-Flow-Messung

Großer Lungenfunktionstest: Ganzkörper-Plethysmographie

Die Ganzkörper-Plethysmographie (Bodyplethysmographie) basiert auf einer Volumenbestimmung, die Messung erfolgt meist in einer Facharztpraxis für Lungenheilkunde (Pneumologie). Das Verfahren ist aufwendiger und umfangreicher als die Spirometrie, liefert aber genauere Daten und zusätzliche Informationen, die zur Differenzialdiagnose der jeweiligen Erkrankung (z. B. Asthma, COPD oder andere Lungenerkrankungen) herangezogen werden können. Die Ganzkörper-Plethysmographie ist weniger von der aktiven Mitarbeit der Testperson abhängig als die Spirometrie, weshalb diese Methode aussagekräftiger ist und auch für kleinere Kinder geeignet ist.

Während der Untersuchung sitzt der Patient in einer luftdichten Kammer und atmet in ein Mundstück ein und aus. Für die Auswertung der gemessenen Daten werden die Druckschwankungen in der Kammer berechnet, die durch die Bewegung des Brustkorbs bei der Atmung entstehen. So ist es möglich, nicht nur die Menge der aus- und eingeatmeten Luft zu bestimmen, sondern auch die Luftmenge, die nach vollständiger Ausatmung in der Lunge zurückbleibt (hier spricht man vom sogenannten Residualvolumen). Denn selbst bei kräftigem Ausatmen bleibt immer ein Rest Luft in der Lunge zurück. Neben dem Residualvolumen wird auch der Atemwegswiderstand gemessen. Dieser ist erhöht, wenn die Bronchien verengt sind – etwa bei Asthma oder einer chronisch-obstruktiven Lungenerkrankung.

Bei dieser Untersuchung genügt es, ruhig zu atmen, im Gegensatz etwa zur Spirometrie ist es nicht nötig, kräftig zu atmen.

Das Verfahren dauert einige Minuten.

Blutgasanalyse

Die Blutgasanalyse (BGA) zählt zur klinischen Standard-Diagnostik. Bei der Blutgasanalyse wird u. a. der Gehalt an Sauerstoff und Kohlendioxid im Blut gemessen. Auch die Gasverteilung - der sogenannte Partialdruck – von Sauerstoff und Kohlendioxid wird gemessen, weiter der pH-Wert des Bluts.

Zur Blutgasanalyse wird arterielles (sauerstoffreiches) Blut etwa aus dem Ohrläppchen, der Unterarm- oder Oberschenkelarterie entnommen. Die Auswertung erfolgt in speziellen Analyseapparaten.

Die Blutgasanalyse ist insbesondere von Interesse, wenn die Sauerstoffversorgung des Körpers überwacht werden soll. Bei bestimmten Lungenerkrankungen, die mit Atembeschwerden einhergehen (z. B. COPD, Asthma) kann die Sauerstoffversorgung des Körpers eingeschränkt sein.

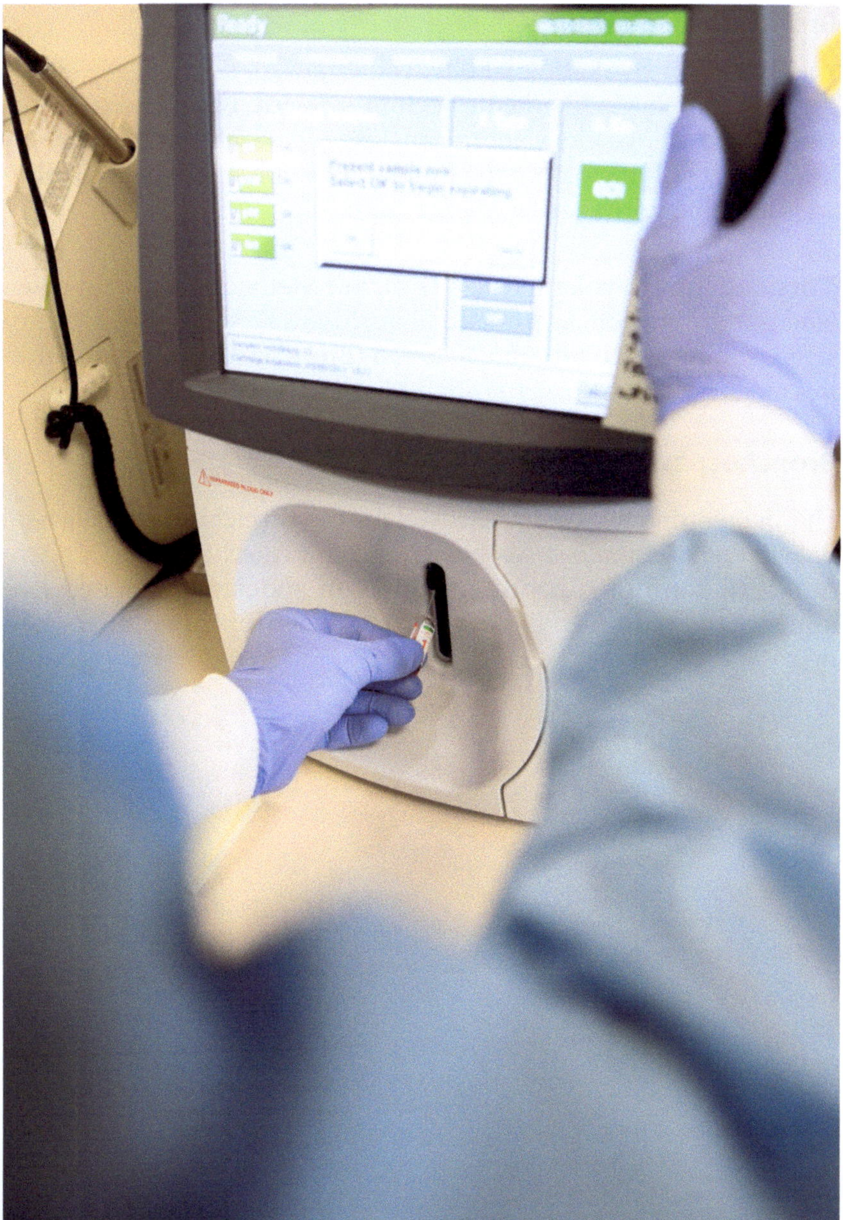

© depositphotos - SimpleFoto - Blutgasanalyse

Bronchoprovokation

Die Bronchoprovokation ist ein Testverfahren, bei dem die Atemfunktion durch Medikamente beeinflusst wird. Hierzu wird bspw. eine kleine Menge eines allergieauslösenden Stoffes inhaliert. Verschlechtert sich daraufhin die Lungenfunktion, kann dies ein Hinweis auf eine vorliegende Allergie sein.

Vorsicht: Ein Provokationstest (z. B. mit Methacholin) kann einen lebensbedrohlichen Asthmaanfall auslösen. Deshalb muss im Anschluss immer eine ***Bronchodilatation*** (Bronchienerweiterung) mittels eines bronchienerweiternden Medikaments erfolgen.

Bronchospasmolysetest

Hierbei werden Medikamente, welche die Bronchien erweitern (z. B. ***Salbutamol***) inhaliert. Verbessert sich im Anschluss die Lungenfunktion, kann man bspw. Asthma von anderen Lungenerkrankungen wie z. B. COPD oder chronischer Bronchitis unterscheiden.

Hinweis

Bezüglich der im Folgenden gemachten Ausführungen darf der Leser darauf vertrauen, dass die Autorin große Sorgfalt darauf verwendet hat, dass die Angaben in diesem Buch dem neuesten Stand der Wissenschaft entsprechen. Die Erkenntnisse in der Medizin und Pharmazie sind jedoch niemals statisch, sondern unterliegen einem fortlaufenden Entwicklungsprozess. Alle Angaben können von daher immer nur dem aktuellen Wissensstand zum Zeitpunkt des Erscheinens des Buchs entsprechen. Deshalb kann die Autorin für die gemachten Angaben und Empfehlungen keinerlei Verantwortung und Gewähr übernehmen.

Auch betreffend der zu den genannten Arzneimitteln und Nahrungsergänzungsmitteln angegebenen und empfohlenen Dosierungen - seien es nun pflanzliche, biochemische, homöopathische oder andere Arzneimittel oder Nahrungsergänzungsmittel - darf der Leser darauf vertrauen, dass die Autorin große Sorgfalt darauf verwendet hat, dass diese Angaben dem neuesten Stand der Wissenschaft entsprechen.

Nichtsdestotrotz kann die Autorin für Angaben zu Dosierungsanweisungen keine Gewähr übernehmen. Jede Dosierung erfolgt auf eigene Gefahr des Benutzers. Die Autorin hat im Übrigen keine Beziehung zu den Herstellern der genannten Arzneimittel und Nahrungsergänzungsmittel und erzielt keinerlei finanziellen Vorteil aufgrund der Erwähnung bestimmter Arzneimittel oder Nahrungsergänzungsmittel.

Die besten Maßnahmen für eine gesunde Lunge

Halten Sie Ihre Lunge mit regelmäßiger Bewegung fit

Die regelmäßige Ausübung von Sport, insbesondere von kontinuierlichem Ausdauersport, dient dazu, das Lungenvolumen und die Leistungsfähigkeit der Lunge zu verbessern. Außerdem kommt es bei körperlicher Aktivität zur vermehrten Bildung von roten Blutkörperchen. Diese transportieren Sauerstoff und verbessern das Fließverhalten des Blutes. Das Blut kann infolgedessen mehr Sauerstoff aufnehmen.

Generell wird durch viel Bewegung das Immunsystem gestärkt, die Produktion von Bakterien und Viren abtötenden Abwehrzellen steigt, auch die Widerstandskraft der Lunge wird erhöht. Auf diese Weise wird Entzündungen in der Lunge vorgebeugt, welche sich ungünstig auf die Lungengesundheit auswirken.

Der Stoffwechsel wird angefeuert, die Durchblutung aller Organe wird gesteigert, sodass diese fit und vital bleiben.

Ideal sind Spaziergänge an der frischen Luft, um Sauerstoff zu tanken und lästige Schadstoffe loszuwerden. Auch Fahrradfahren oder schnelles Walken trainiert die Ausdauer und stärken die Lungenfunktion. Auf diese Weise wird Lungenerkrankungen vorgebeugt bzw. das Fortschreiten von chronischen Lungenerkrankungen verhindert.

Durch regelmäßige Bewegung wird auch das Herz-Kreislauf-System und die allgemeine Vitalität gestärkt, weiter die Atemmuskulatur, außerdem kommt es zu einer gesteigerten Durchblutung und Entgiftung aller Organe. Davon abgesehen baut Sport nachweislich Stress ab – und damit entfällt ein wesentlicher Risikofaktor für einen Infekt bzw. für die Schwächung der Lunge.

Das Zusammenwirken all dieser positiven Faktoren führt dazu, dass die Lunge in vielfacher Weise profitiert und Lungenerkrankungen wirksam Einhalt geboten werden kann.

Der Bolt-Test

Ob Sie einen langen Atem haben oder Ihnen relativ schnell die Puste ausgeht, kann man kinderleicht mithilfe des BOLT-Tests (***Body-Oxygen-Level-Test***) feststellen.

Dieser Test misst die Zeitspanne, in der ohne Anstrengung die Luft bis zum ersten Atemverlangen angehalten werden kann. Der BOLT-Test ist u. a. ein wichtiger Parameter für die sportliche Leistungsfähigkeit. Denn ist man sportlich aktiv, reduziert sich der Sauerstoffgehalt im Blut, der CO_2-Wert steigt dagegen aufgrund der erhöhten Muskelaktivität an. Wenn die Sauerstoffrezeptoren einen Sauerstoffmangel anzeigen, ist die Atmung schwer, der Körper muss härter arbeiten. Als Folge gelangt weniger Sauerstoff zu den Muskeln. Unsere Leistungsfähigkeit sinkt, wir pfeifen sozusagen aus dem letzten Loch.

Der ideale BOLT-Wert für einen gesunden Menschen beträgt 40 Sekunden. Die Mehrheit der Menschen (auch Sportler) kann aber nur etwa zwanzig Sekunden den Atem anhalten.

Mit speziellen Übungen kann man den BOLT-Wert jedoch verbessern – schon in der ersten Woche um sagenhafte drei bis vier Sekunden.

Übungen für einen besseren BOLT-Wert

Freimachen der Nase

Holen Sie einen Atemzug durch die Nase und lassen Sie anschließend die Luft mit einem leisen nasalen Atemzug entweichen.

Halten Sie anschließend die Nase mit dem Fingern zu und halten Sie dabei die Luft an.

Gehen Sie so viele Schritte wie möglich, während Sie den Atem anhalten. Währenddessen wird ein Luftmangel aufgebaut – Seien Sie also bitte vorsichtig und übertreiben Sie nicht.

Atmen Sie dann nur durch die Nase weiter – Die Atmung sollte sich sofort wieder beruhigen.

Warten Sie eine Minute und wiederholen Sie die Übung nach Möglichkeit fünf Mal.

Vorsicht!
Bei BOLT-Werten unter zehn Sekunden sollte die Übung nicht durchgeführt werden. Weitere Gegenanzeigen sind Bluthochdruck, Herz-Kreislauf-Beschwerden sowie eine bestehende Schwangerschaft.

Die reduzierte Atmung

Legen Sie eine Hand über die Brust und die andere direkt über den Nabel, um die Atmung spüren und beobachten zu können. Atmen Sie ein, der Bauch wölbt sich hierbei sanft nach außen.

Atmen Sie anschließend aus, ziehen Sie dabei den Bauch nach innen.

Üben Sie mit den Händen einen sanften Druck aus, um die Atembewegung etwas zu reduzieren.

Stellen Sie sich hierbei vor, Sie atmen gegen Ihre Hände. Reduzieren Sie die Tiefe der Atemzüge immer mehr.

Versuchen Sie, ein Gefühl der Leichtigkeit und Entspannung in Ihre Atmung zu bringen – Obwohl Sie nun kürzer und mit weniger Volumen einatmen.

Unterbrechen Sie die Atmung nicht. Atmen Sie ruhig weiter, jedoch mit reduzierter Atmung.

Ziel dieser Übung ist es, einen noch erträglichen Lufthunger zu erzeugen. Beenden Sie die Übung, wenn der Luftmangel zu groß ist – Dies zeigt sich an einem unregelmäßigen Atemrhythmus oder beim Zusammenziehen der Atemmuskulatur.

Ein Aufenthalt am Meer kann wahre Wunder vollbringen

Auch ein Aufenthalt am Meer kann wahre Wunder vollbringen. Die reine Meeresluft verbunden mit den Eindrücken der Küstenlandschaft sind Balsam für die Atemwege und eine Wohltat für Körper und Seele.

Insbesondere das Reizklima der Nordsee ist dazu geeignet, die Atemwege abzuhärten, die Durchblutung der Lunge anzuregen und den Körper von Schad- und Giftstoffen zu befreien. Das Reizklima beruht auf verschiedenen Einflüssen – so sind es der starke Wind, die Sonne, der Salzgehalt der Luft, die Temperatur und die Luftfeuchtigkeit, die auf komplexe Weise zusammenwirken. Diese besonderen klimatischen Bedingungen reizen und fordern den Körper einerseits, gerade anfangs kann ein Aufenthalt an der Nordsee eine Herausforderung für den Organismus darstellen. Nach einer gewissen Eingewöhnungszeit passt sich der Körper jedoch an das raue Klima an – das Immunsystem wird angeregt, die Lunge sowie der gesamte Organismus werden abgehärtet und gestärkt.

Hinzu kommt, dass die reine Meeresluft - bedingt durch fast das ganze Jahr vorherrschende auflandige Winde - weitgehend schadstoff- und allergenfrei ist. Das durch die Atemluft in Form von Aerosolen aufgenommene Meersalz ist eine Wohltat für die Lunge, zusätzlich wird Bakterien und Viren der Garaus gemacht.

Empfehlenswert sind lange, ausgedehnte Spaziergänge am Meer. Neben dem Klima wirkt sich auch die Bewegung vorteilhaft auf die Lunge und den gesamten Organismus aus und trägt entscheidend zur Erholung und Regeneration bei.

Halten Sie sich bei Ihren Spaziergängen vorzugsweise in der Brandungszone auf, denn nur dann atmen Sie das maritime Aerosol ein. Wenn die Gischt von der See an Land gepeitscht wird und die umgebende Luft damit angereichert wird, wirkt ein Spaziergang wie eine Inhalation. Die Atemwege werden frei und man kann wieder richtig durchatmen.

Die in der Meeresluft enthaltenen Salzwassertopfen befeuchten nicht nur den Nasen-Rachen-Raum, sondern können bis tief in die Lunge vordringen und dort für eine wohltuende Wirkung sorgen. Die eingeatmete Sole reinigt, befeuchtet und regeneriert die tiefen Atemwege. Festsitzender Schleim wird gelöst, hartnäckiger Husten wird gemildert.

Am meisten profitiert man von einem längeren Aufenthalt am Meer – auf jeden Fall sollten drei bis vier Wochen eingeplant werden, um optimale Ergebnisse zu erzielen. Nach einer mehrwöchigen Auszeit am Meer können sich Atemwegserkrankungen anhaltend, mindestens jedoch für mehrere Monate, bessern.

In den Sommermonaten – v. a. bei starker Hitze - sollte eine Kur am Meer eher vermieden werden, denn durch die Hitze werden die Lunge und auch das Herz zu stark belastet. Von Oktober bis Mitte März findet man an der Nordsee die reinste Luft. Durch die Kälte kommt noch ein weiterer Reiz hinzu, der vielen Lungenkranken zugutekommt, in Einzelfällen aber nicht vertragen wird.

Achtung!

Bei manchen Personen, die an einer chronischen obstruktiven Erkrankung der Lunge (COPD), an Asthma oder an akuten Infektionen der Atemwege leiden, kann das intensive Reizklima der Nordsee zu einer Überreizung der Atemwege und einer Verschlimmerung der Beschwerden führen.

Wenn das Klima an der Nordsee nicht vertragen wird, können evtl. Aufenthalte an der Ostsee empfohlen werden. Das mildere Reizklima an der Ostsee – Das Binnenmeer der Ostsee hat einen viel geringeren Salzgehalt als das offene Meer der Nordsee - ist für viele Atemwegserkrankte besser verträglich.

Welches Klima für den Einzelnen besser verträglicher und wirksamer ist, findet man am besten selbst heraus.

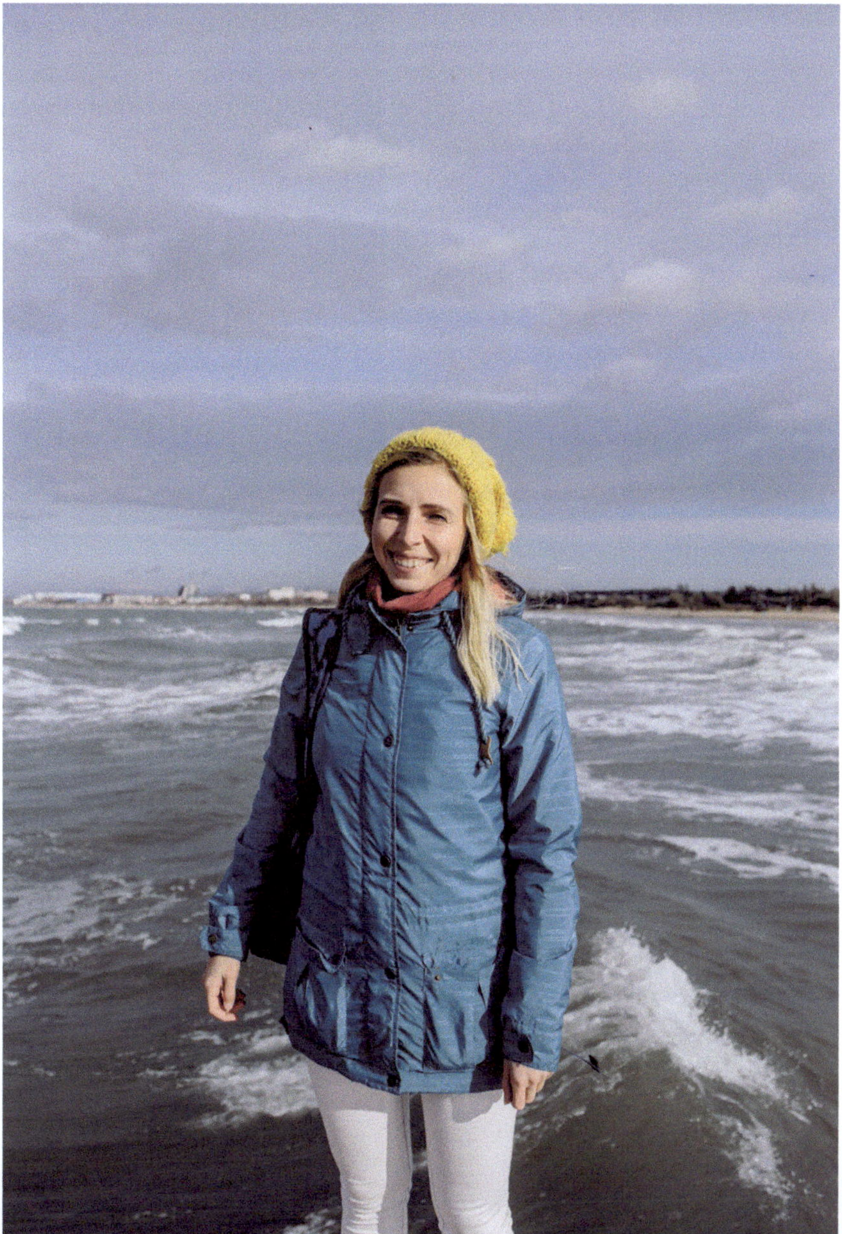

© depositphotos - skvalval - Wandern am Meer im Herbst

Der Wald ist eine Wonne für die Atemwege

Wer häufig an Atemwegserkrankungen wie Bronchitis, Nasennebenhöhlenentzündung, Schnupfen und allgemeinen Erkältungen leidet, sollte sich regelmäßige Waldspaziergänge gönnen. Auch bei chronisch obstruktiven Lungenerkrankungen wie bspw. bei COPD sowie bei Lungentuberkulose sind Waldspaziergänge sehr hilfreich. So wirkt insbesondere das ätherische Öl - welches die Nadeln, Zweigspitzen und Äste von Fichten- und Tannenbäumen sowie Kiefern reichlich beherbergen – schleimlösend, desinfizierend und entzündungshemmend, sodass allen Atemwegserkrankungen wirksam Paroli geboten werden kann.

Zum anderen wirkt die frische, schadstofffreie Luft reinigend und befreiend. Die erhöhte Luftfeuchtigkeit bewirkt wiederum, dass trockene und strapazierte Atemwege befeuchtet werden – Bakterien, Viren sowie Staub wird so der Zutritt zu den befeuchteten Atemwegen erschwert.

Pollenallergiker sollten allerdings in der entsprechenden Pollenzeit auf ausgedehnte Waldspaziergänge verzichten.

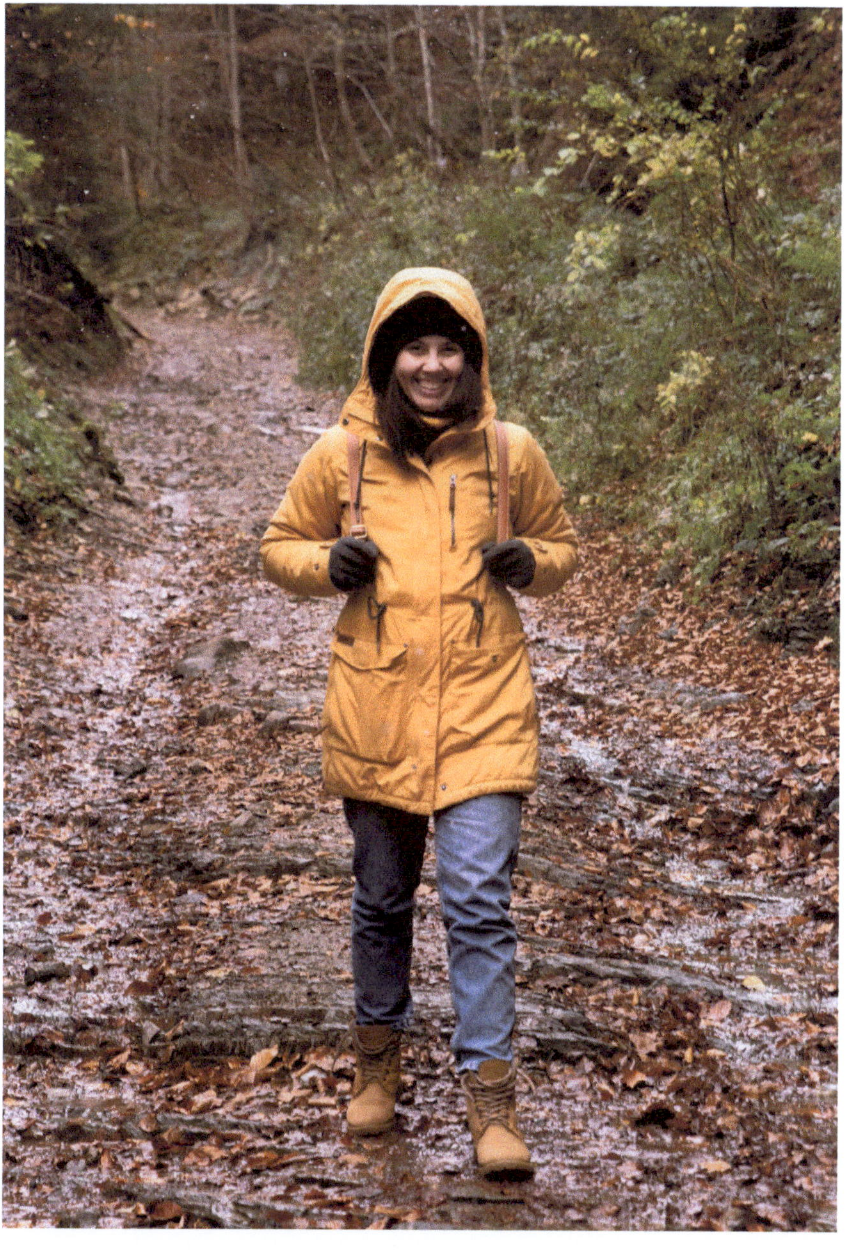

Waldspaziergänge stimulieren das Immunsystem

Die Kombination von Bewegung, Einatmen von frischer Luft und Terpenen - das ätherische Öl der Nadelbäume besteht v. a. aus wohltuenden Terpenen - sowie die insgesamt stresslösende Atmosphäre des Waldes stärkt und stimuliert das Immunsystem. Stresshormone wie Cortisol und Adrenalin werden abgebaut, was indirekt stabilisierend auf das Immunsystem wirkt.

Weiter steigern Terpene die Anzahl der Killerzellen im Blut um 40 % sowie deren Aktivität um 50 %. Killerzellen steigern wiederum die körpereigenen Abwehrkräfte, sie sind ein Teil der unspezifischen Immunabwehr unseres Körpers.

Darüber hinaus ist eine vermehrte Produktion von Anti-Krebs-Proteinen nachweisbar – diese Proteine helfen den Killerzellen im Kampf gegen etwaig auftretende Krebszellen.

Auf gute Luft achten

Neben ausgedehnten Aufenthalten an der Luft sollten wir auch auf ein gutes Raumklima in Innenräumen achten. Da wir uns etwa 80 Prozent des Tages oder noch länger in Innenräumen aufhalten, ist eine gute und angenehme Innenraumluft ein wichtiger Faktor für die Gesundheit unserer Lunge. Und nicht nur weil wir einen Großteil des Tages in geschlossenen Räumen verbringen, ist der Pflege der Raumluft viel Aufmerksamkeit zu schenken - verschiedene Untersuchungen haben gezeigt, dass die Feinstaubbelastung in Innenräumen, beispielsweise in Wohnräumen, oft sogar höher ist als im Freien.

Richtig Lüften

Gerade in Räumen, in denen sich mehrere Menschen tummeln, ist es wichtig, regelmäßig und richtig zu lüften. Bei der Übertragung von Atemwegskrankheiten genügt es, Luft einzuatmen, in der entsprechende Viren bzw. Bakterien schwirren.
Deshalb ist es wichtig, Innenräume regelmäßig und sorgfältig zu lüften. Denn ohne entsprechenden Luftaustausch können sich bestimmte Krankheitserreger lange in geschlossenen Räumen halten. Deshalb ist es gerade in Erkältungs- und Grippezeiten von immenser Bedeutung, durch Lüften Bakterien und Viren aus den Räumen zu entfernen sowie die Räume mit frischer, sauerstoffreicher Luft anzureichern.

Was bedeutet aber genau „richtig Lüften"?

Vier Mal täglich lüften

Idealerweise sollten Räume vier Mal täglich gelüftet werden. Die beste Wirkung erzielt man durch Stoßlüften, d. h. es sollte mit weit geöffnetem Fenster gelüftet werden. Das weit verbreitete Kippen der Fenster ist dagegen wenig hilfreich. Insbesondere das Schlafzimmer sollte morgens nach dem Aufstehen und abends vor dem Zubettgehen gründlich gelüftet werden.

Querlüften

Ein optimaler Austausch der Luft erfolgt beim sogenannten Querlüften – hierzu werden zwei oder drei gegenüberliegende oder benachbarte Fenster gleichzeitig geöffnet. Durch den entstehenden Durchzug erfolgt ein besonders guter, kompletter Austausch der Raumluft. Es genügt, die Fenster ca. fünf bis zehn Minuten offen zu halten.

Wie lange soll gelüftet werden?

Die Dauer des Lüftens hängt von der jeweiligen Außentemperatur ab. Im Winter, wenn üblicherweise große Temperaturunterschiede zwischen der Innen- und Außentemperatur herrschen, genügt es, das Fenster jeweils fünf bis zehn Minuten weit zu öffnen. Bei Windstille und beim Vorliegen ähnlicher Temperaturen im Innen- und Außenbereich sollte etwa fünfzehn Minuten gelüftet werden.

An sehr heißen Tagen im Sommer ist vorzugsweise am frühen Morgen und späten Abend zu lüften. Auf diese Weise wird verhindert, dass heiße, stickige Luft in die Innenräume gelangt. Im Sommer kann durchaus auch dreißig Minuten gelüftet werden.

Was gibt es noch zu beachten?

Nach dem Duschen, Baden, Kochen, Wäschewaschen und Bügeln sollte das entsprechende Zimmer jeweils unmittelbar gelüftet werden, damit die entstandene Feuchtigkeit zügig entweichen kann. Durch das Lüften verschwinden auch schlechte Gerüche, der Raum wird mit wieder frischer, trockener Luft geflutet.

Auch Räume, in denen sich viele Menschen aufhalten, – insbesondere wenn diese sich längere Zeit in den Räumen aufhalten oder gar erkältet sind – sollten besonders gründlich gelüftet werden.

Vermeiden Sie außerdem das Wäschetrocknen in geschlossenen Räumen. Besteht keine Möglichkeit, die Wäsche im Wäschetrockner zu trocken, lüften Sie bitte während des Wäschetrocknens das Zimmer mehrmals.

Vermeiden Sie dauerhaft gekippte Fenster

Ständig gekippte Fenster führen nicht nur zu höheren Heizkosten – zusätzlich kühlen die Wände aus und Kondenswasser schlägt sich nieder.

Weitere Tipps für ein gesundes Raumklima

Zimmerpflanzen sorgen für ein gutes Raumklima

Zimmerpflanzen sind nicht nur eine Augenweide und sorgen für einen niedrigeren Stresslevel – sie erhöhen auch die Qualität der Raumluft.

Je mehr Zimmerpflanzen man sich zulegt, umso besser ist die Wirkung. Jedoch können auch schon zwei oder drei Zimmerpflanzen auf einer Fläche von ca. zehn m^2 effektiv Erkältungs- und Grippeerkrankungen vorbeugen sowie als Schadstofffilter dienen.

Zimmerpflanzen regulieren die Luftfeuchtigkeit, weiter sorgen sie für eine Verbesserung der Luftqualität, indem sie Kohlendioxid (CO_2) aus der Luft aufnehmen und Sauerstoff (O_2) an die umgebende Luft abgeben. Die Pflanzen sorgen ferner für eine gute Klimatisierung der Räume, ebenso können sie Staub und Schadstoffe binden. Schadstoffe können in Möbeln, Holzverkleidungen, Bodenbelägen, Textilien und Arbeitsmaterialien enthalten sein und nach und nach an die Umgebung abgegeben werden.

Die positiven Wirkungen der Zimmerpflanzen sorgen allesamt dafür, dass wir weniger anfällig für Atemwegserkrankungen sind. Zimmerpflanzen geben einen Großteil des Gießwassers wieder in Form von Wasserdampf an die Umgebung ab, sodass sie für ein gutes Raumklima und für zusätzliche Luftfeuchtigkeit sorgen. Wenn die Schleimhaut unserer Atemwege wiederum gut befeuchtet ist, kann sie Viren, Bakterien und anderen Erregern eine viel effektivere Barriere bieten.

Natürlich ersetzen Zimmerpflanzen das regelmäßige Lüften nicht. Zu beachten ist auch, dass die Zimmerpflanzen gut gepflegt und staubfrei gehalten werden. Ferner ist darauf zu achten, dass die Blumenerde schimmelfrei bleibt – zu starkes Gießen ist zu vermeiden, zusätzlich sollte die Blumenerde regelmäßig überprüft und bei Bedarf ausgetauscht werden. Im Schlafzimmer sollten keine Zimmerpflanzen aufgestellt werden.

Im Folgenden werden einige Zimmerpflanzen vorgestellt, die sehr effektiv die Luft reinigen und so für ein gutes Raumklima sorgen.

Birkenfeige

Die immergrüne Birkenfeige (**lat. Ficus Benjamina**) aus der Familie der Maulbeergewächse (**lat. Moraceae**) ist hierzulande eine der beliebtesten Zimmerpflanzen. So gilt sie als besonders pflegeleicht, nur regelmäßiges Gießen ist Pflicht, allerdings sollte ohne Staunässe gegossen werden.
Die Birkenfeige reduziert Schadstoffe wie bspw. Toluol, Xylol, und Formaldehyd. Diese Stoffe werden bspw. bei der Produktion von Klebern, Farben und Lacken verwendet – aus diesen Produkten können die Schadstoffe bspw. durch Verdampfung in die Umgebungsluft gelangen.
Bei prädisponierten Personen kann die Birkenfeige Allergien auslösen, insbesondere Latexallergiker sind gefährdet. Für Esel, Pferde, Hunde und Katzen ist die Birkenfeige giftig.

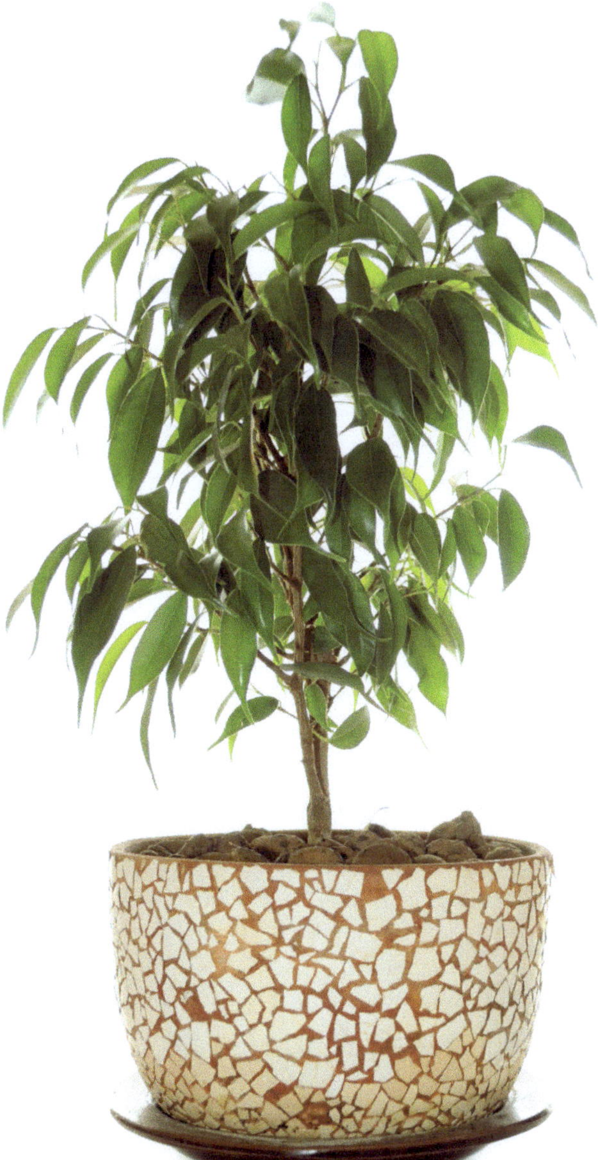

Drachenbaum

Der Drachenbaum (**lat. Dracena marginata**) wirkt gegen zahlreiche Schadstoffe, so vernichtet er Trichlorethan, Formaldehyd, Benzol und Toluol.

Der Drachenbaum bevorzugt helle Standorte sowie regelmäßiges und reichliches Gießen ohne Staunässe.

Manche Personen reagieren allergisch auf den Drachenbaum. Auch Hunde und Katze sollten nicht in Reichweite des Drachenbaums gelangen, da dieser giftig für sie ist.

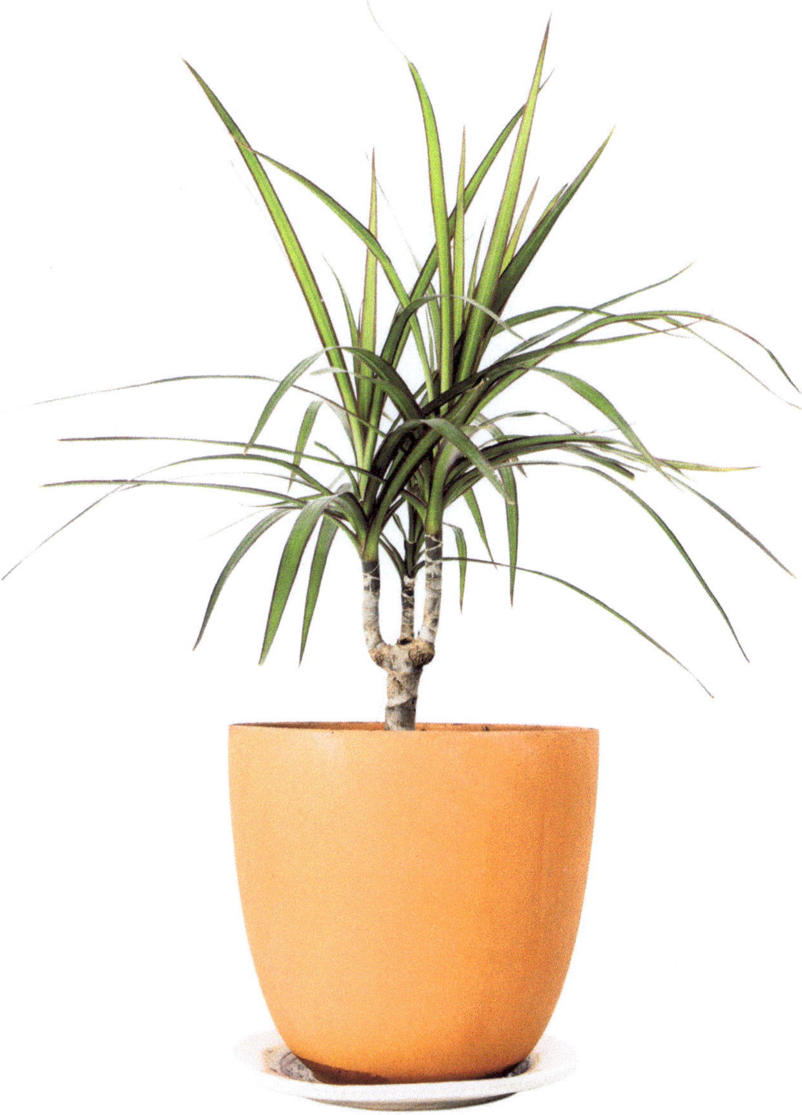

© depositphotos - Taigi - Drachenbaum

Efeu

Das Efeu (lat. Hedera Helix) gehört zu den effektivsten Luftreinigern überhaupt. So kann die Kletterpflanze wirksam Benzol, Toluol, Formaldehyd und andere Giftstoffe aus der Luft filtern. Außerdem sorgt das Efeu für eine beständige Sauerstoffzufuhr. Als Bewuchs an der Hauswand ist Efeu allgemein bekannt – aber auch als Zimmerpflanze sollte dem Efeu wegen seiner positiven Wirkungen mehr Beachtung geschenkt werden.

Trockene Heizungsluft und direkte Sonneneinstrahlung werden von der Pflanze allerdings nicht geschätzt.

Sämtliche Pflanzenteile des Efeus sind giftig.

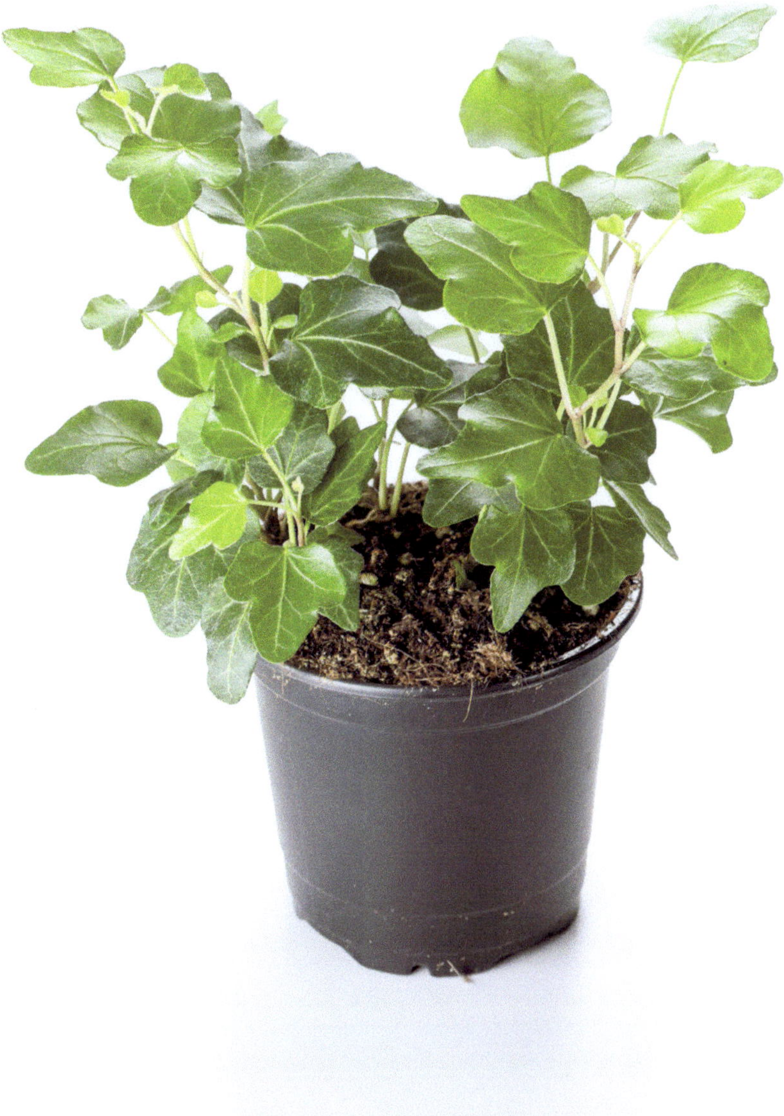

Grünlilie

Die Grünlilie (lat. Chlorophytum comosum) filtert sehr große Mengen Formaldehyd aus der Luft. Auch gegen Zigarettenrauch hilft die Pflanze, denn sie resorbiert verqualmte Luft. Die Grünlilie wird besonders geschätzt, weil sie sehr anspruchslos ist und keine aufwendige Pflege benötigt.
Grünlilien filtern insbesondere Formaldehyd aus der Raumluft.

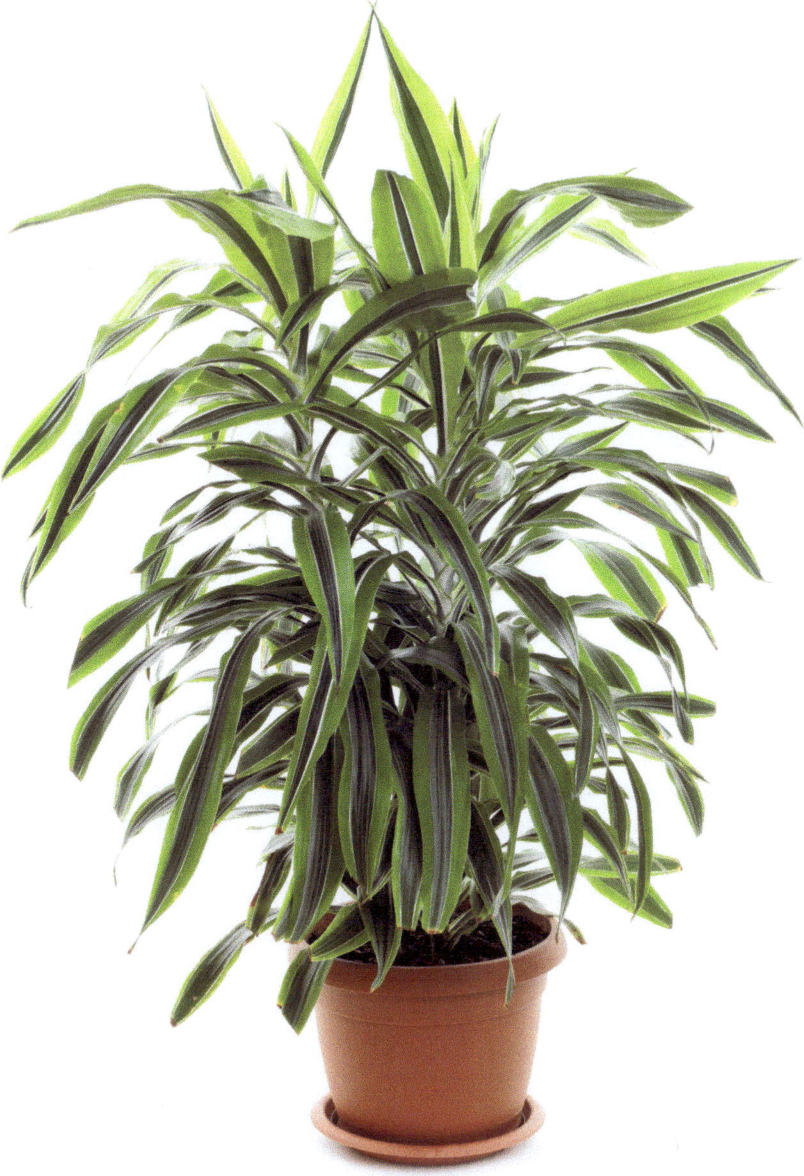

© depositphotos - AntonioGravante - Grünlilie

Bogenhanf

Der Bogenhanf (**lat. Sansevieria trifasciata**) ist eine gemütliche, bescheidene Pflanze und bleibt durch sein langsames Wachstum seinem Besitzer lange erhalten. Auch braucht er nicht besonders viel Pflege, ein heller Standort genügt der Pflanze, sodass sie auch für Menschen ohne grünen Daumen geeignet ist. Der Bogenhanf ist aber nicht nur robust: Er reinigt die Luft auch von zahlreichen Schadstoffen. Weiterhin sorgt der Bogenhanf für eine gute Sauerstoffversorgung – so wirkt die Pflanze beinahe wie ein natürliches Luftfiltersystem.

Regelmäßiges Staubsaugen

Regelmäßiges und gründliches Staubsaugen verhindert, dass zu viel Staub in die Lunge gelangt. Hierbei ist allerdings zu beachten, dass manche Staubsauger – gerade alte Modelle - nicht geeignet sind, da sie den Staub nur aufwirbeln und noch zusätzlichen Schaden anrichten, da sie Feinstaub verbreiten. Auch Staubsauger mit verdreckten und verstopften Filtern sollten umgehend entsorgt werden.

Zum Staubsaugen sollten daher Staubsauger mit gutem (Fein-) Filter (sog. Hepafilter) verwendet werden, der Filter sollte regelmäßig gereinigt und gewechselt werden.

Empfehlenswert sind Staubsauger, die Staub und andere Reizstoffe direkt in einem Wassertank binden (sogenannte Wassersauger).

Die richtige Wahl der Reinigungsmittel

Die regelmäßige Verwendung von chemischen Reinigungsmitteln ist Gift für die Lunge. Besonders starke, chemische Reinigungsmittel, ätzende Reinigungsmittel und stark duftende Reinigungsmittel stellen eine Gefahr dar und sollten vermieden werden – denn diese Reinigungsmittel können reizend, toxisch und allergieauslösend wirken. Auch Reinigungsmittel aus der Sprühflasche sollten Sie nicht verwenden, auch Lufterfrischer u. ä. belasten die Luft und ihre Atemwege. Während der Reinigung der Zimmer sollten Sie die Fenster geöffnet halten.

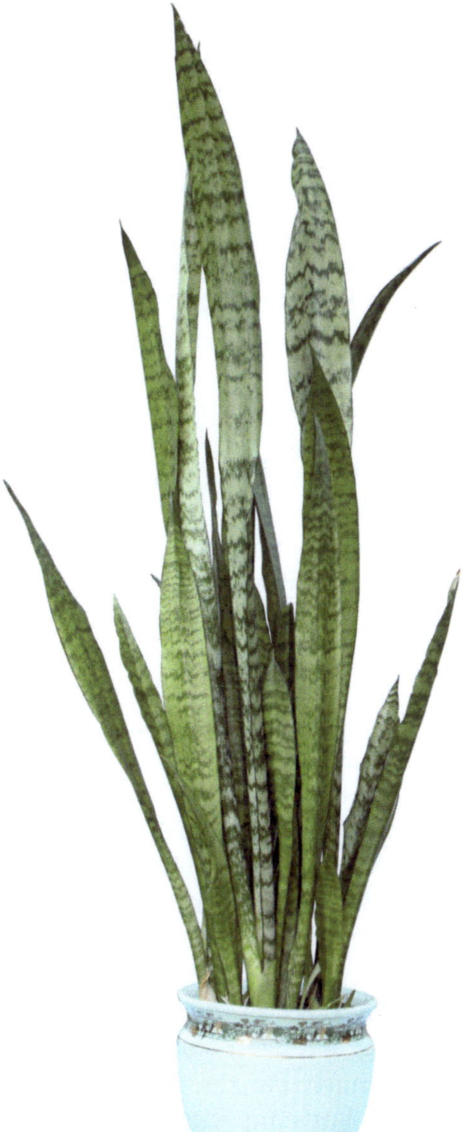

Schimmelpilz vermeiden

Schimmelpilze beeinträchtigen nicht nur die Luftqualität – sie gehören auch zu den gefährlichsten Schadstoffen für die Atemwege. Bei langfristiger Schimmelpilzexposition können Lungenerkrankungen wie Asthma oder chronische Bronchitis auftreten.

Schimmelpilze haben leichtes Spiel, wenn eine zu hohe Luftfeuchtigkeit herrscht, sowie bei falschem oder ungenügendem Lüften. Deshalb sollte nach dem Duschen und Baden sofort gelüftet werden, sodass die feuchte Luft ausgetauscht werden kann.

Beim Wäschetrocknen in Innenräumen sollte die Luft häufig gewechselt werden – besser ist es, die Wäsche im Wäschetrockner, in einer Waschküche oder draußen zu trocknen. Auch beim Kochen sollte regelmäßig gelüftet werden, zusätzlich sollte der Dampfabzug benutzt werden. Auch das Schlafzimmer sollte insbesondere morgens gründlich gelüftet werden, da wir während des Schlafs Feuchtigkeit an die Luft abgeben. Unabhängig davon sollte mehrmals täglich ca. fünf bis zehn Minuten bei vollständig geöffnetem Fenster gelüftet werden.

Schimmel droht auch gerade im Winter – bei niedrigen Temperaturen kühlen insbesondere bei wenig gedämmten Häusern die Außenwände stark ab. Werden die Innenräume nicht ausreichend geheizt, bildet sich Kondenswasser an den sogenannten Kältebrücken – Schimmelpilz findet dort ideale Wachstumsbedingungen vor.

Auch bauliche Mängel wie unzureichende Dämmung, Kältebrücken und Feuchtigkeitsschäden im Mauerwerk begünstigen Schimmelpilzbildung.

Möbel, die direkt an Außenwänden stehen, können die Entstehung von Kondenswasser fördern – was wiederum eine ideale Basis für das Wachstum von Schimmelpilzen darstellt.

Schließlich sollte bei Zimmerpflanzen die Bildung von Staunässe sowie das Vorliegen von konstant feuchter Erde vermieden werden. Die Erde sollte gelegentlich aufgelockert werden, um die Luftzirkulation zu erhöhen.

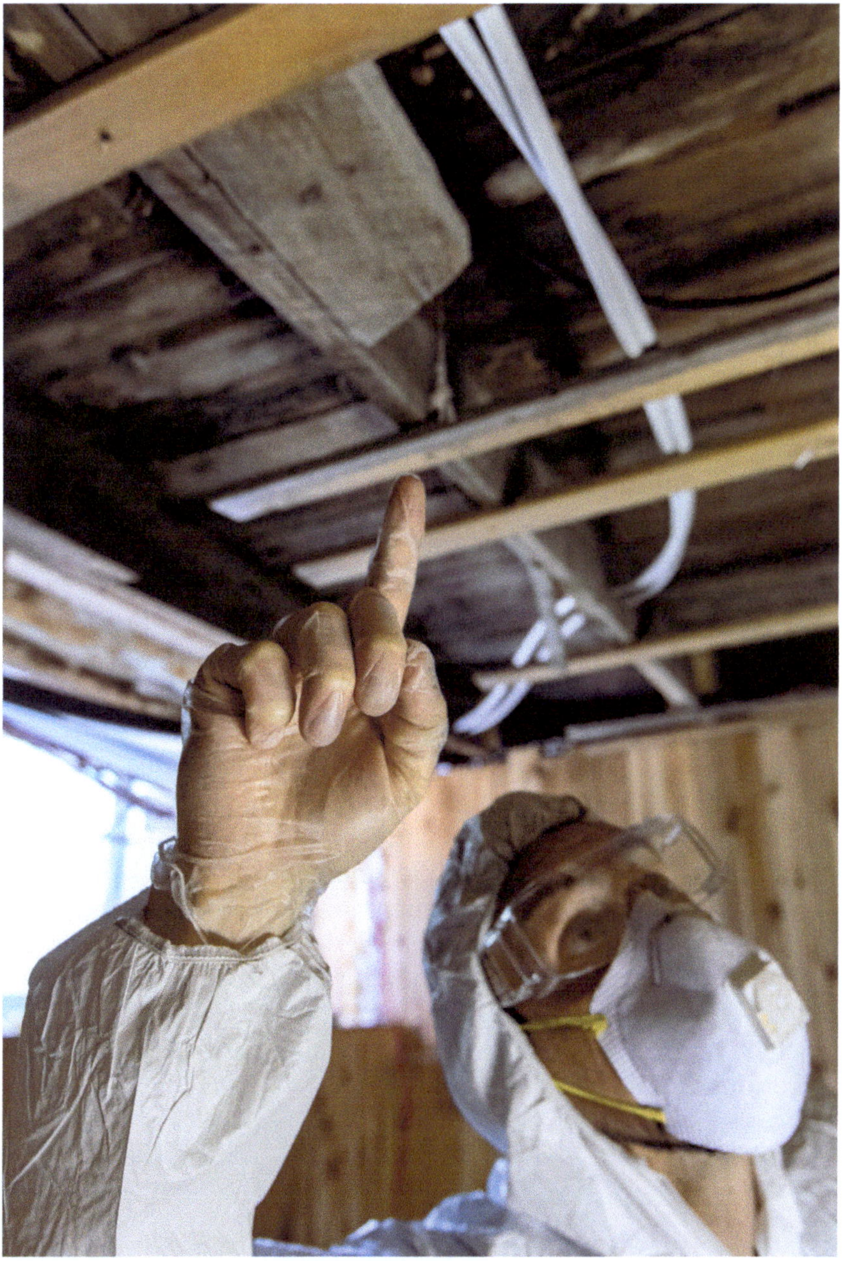

© depositphotos - Valmedia - Schimmel durch Baumängel

Schleimhäute schützen

Wie wir bereits gelesen haben, stellen trockene Schleimhäute eine willkommene Angriffsfläche für alle Arten von Krankheitserregern dar.

Ursache hierfür ist, dass in trockenen Schleimhäuten die Durchblutung herabgesetzt ist, sodass die Zellen der Immunabwehr den Schleimhäuten nicht zu Hilfe eilen können, um Krankheitserreger zu vernichten.

Luftbefeuchter benutzen

Im Winter sind trockene Schleimhäute v. a. die Folge von trockener Luft in beheizten Räumen.

Grund hierfür ist, dass warme Luft, wie sie in geheizten Räumen auftritt, grundsätzlich mehr Feuchtigkeit aufnehmen kann als kältere Luft, deshalb kann die relative Luftfeuchtigkeit bis unter 30 % fallen.

Durch Lüften bringt man zwar kurzfristig feuchte Luft ins Haus, dieser Effekt hält aber nicht lange an, weil die Feuchtigkeit umgehend von der warmen Luft aufgesaugt wird.

Deshalb sollte man in beheizten Räumen der trockenen Luft mithilfe von Luftbefeuchtern zu Leibe rücken. Empfehlenswert sind leistungsstarke Geräte mit einer Befeuchtung von etwa 400 ml/h. Diese sind in der Lage, nennenswerte Wassermengen zu verdampfen, sodass die relative Luftfeuchtigkeit auf 40 bis 50 % ansteigt. Die Luftfeuchtigkeit sollte mithilfe eines Hygrometers kontrolliert werden. Hygrometer sind oft auch an den Luftbefeuchtern installiert, jedoch sind die erhaltenen Werte etwas verfälscht, da die Luftfeuchtigkeit in unmittelbarer Nähe des Luftbefeuchters naturgemäß höher ist als im übrigen Raum.

Wichtig ist ferner, Luftbefeuchter z. B. mittels UV-Strahlung oder Silberionen keimfrei zu halten.

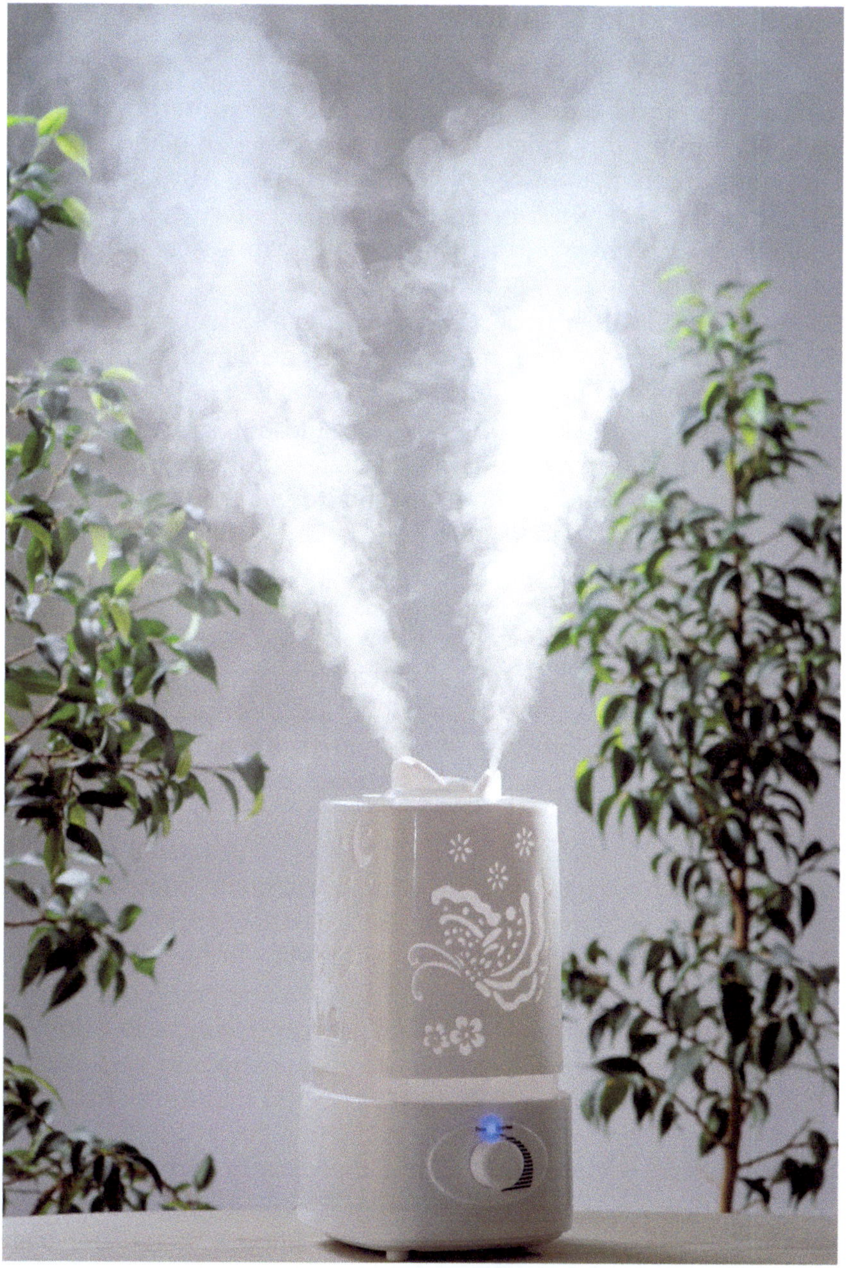

© depositphotos - Draw05 - Luftbefeuchter mit Ultraschallvernebler

Inhalieren stärkt die Lunge

Insbesondere das Inhalieren von isotoner (0,9 %-iger) Kochsalzlösung reinigt und befeuchtet die oberen und die unteren Atemwege. Zudem führt das Inhalieren von Salzlösung zu einer besseren Durchblutung der Atemwege, wodurch sich die Abwehrkraft der Schleimhäute gegenüber Erregern erhöht. Insofern eignet sich Inhalieren zur Prophylaxe und Therapie von chronischen und akuten Lungenkrankheiten.

Trockene Luft in überhitzten und wenig gelüfteten Räumen stellt einen großen Stressfaktor für die Atemwege dar, zudem drohen im Winterhalbjahr häufig Atemwegsinfektionen.

Gerade während der Heizungsperiode sind die Schleimhäute der Atemwege oft ausgetrocknet und gereizt – infolgedessen sind die Atemwege angreifenden Viren und Bakterien schutzlos ausgeliefert, da die Erreger dann leichtes Spiel haben, da trockene Schleimhäute ein gutes Angriffsziel darstellen.

Inhaliert man regelmäßig, werden die Schleimhäute in den Atemwegen feucht gehalten, wodurch deren Selbstreinigungsfunktion unterstützt und gestärkt wird. Zum einen bleiben eingeatmete Viren, Bakterien und andere Schadstoffe auf dem feuchten Schutzfilm der Atemwege haften und werden von den sich rhythmisch bewegenden Flimmerhärchen der Schleimhaut wie auf einem Förderband in Richtung Rachen und somit wieder aus dem Körper transportiert.

Zudem können die nach dem Inhalieren feuchten Flimmerhärchen schneller und effektiver schlagen, sodass alle Arten von Fremdstoffen besser aus den Atemwegen befördert werden können.

Ebenso wird der natürliche Schleimfluss unterstützt, sodass selbst hartnäckiger und festsitzender Schleim verflüssigt und abtransportiert werden kann. Der vermehrt produzierte und verflüssigte Schleim – in dem auch Viren, Bakterien und andere Fremdstoffe eingeschlossen sind – kann leichter abgehustet werden, sodass die Atemwege von Schleim und Krankheitserregern befreit werden.

Auch Entzündungen und Irritationen der Schleimhäute werden durch Salzinhalationen gemildert oder klingen ganz ab, auch Schwellungen der Schleimhäute bilden sich zurück.

Insgesamt wird durch das Inhalieren von Sole (Salzlösung) der natürliche Selbstreinigungsmechanismus der Lunge und der oberen Atemwege – die sogenannte ***mucoziliäre Clearance*** – deutlich gefördert.

Wie inhaliert man Kochsalzlösung?

Um Kochsalz effektiv zu inhalieren, sind spezielle elektrische Inhalatoren notwendig. Eine Dampfinhalation – mittels Kochtopf oder einfacher Dampfinhalatoren - von Kochsalz ist ***physikalisch unmöglich***, weil das Kochsalz nicht in die Dampfphase übergeht. Denn es steigt lediglich der Wasserdampf nach oben, das Salz bleibt aber im Topf zurück - ***Inhaliert wird in diesem Fall nur reiner Wasserdampf***.

Außerdem besteht (Wasser-)Dampf aus relativ großen Tröpfchen mit einer Partikelgröße von mehr als 30 Mikrometern. Lungengängig sind jedoch nur Partikel mit einer Größe von höchstens 25 Mikrometern. Die kleinen Verästelungen der Lunge werden sogar nur von Partikeln erreicht, die kleiner als 10 Mikrometer sind. Partikel, die größer als 10 Mikrometer (µm) sind, erreichen die Lunge nicht, denn sie werden zu einem großen Teil bereits im Nasen-Rachenraum abgefangen. Dies ist ein sinnvoller Mechanismus, da so verhindert wird, dass ungewollte Fremdstoffe in die empfindliche Lunge gelangen.

Entscheidend für den Erfolg einer Behandlung ist also die Zerstäubung der Lösung zu kleinsten Tröpfchen, die eine Partikelgröße von ein bis sechs Mikrometern aufweisen. Noch kleinere Partikel (kleiner als ein µm) haben keine Wirkung, da sie beim Ausatmen wieder abgeatmet werden.

Man sagt, dass bei Ruheatmung – wie sie bei der Inhalation vorliegt - bei Erwachsenen eine Partikelgröße von etwa drei µm (Mikrometer) optimal ist, um die unteren Atemwege zu erreichen. Bei Kindern können dagegen auch Partikel um zwei µm vorteilhaft sein. Neben der optimalen Größe der einzuatmenden Partikel ist auch die Geschwindigkeit der Abgabe an die Lunge von Bedeutung. Denn die Geschwindigkeit – also die Wirkstoffmenge pro Zeit, die für das Einatmen zur Verfügung steht - bestimmt den Wirkungseintritt und die Therapiedauer.

Hier wird auf schnelle Geräte gesetzt, denn in der Regel wünscht der Patient eine kurze Dauer der Inhalation.

Außerdem sollte ein möglichst großer Anteil des Aerosols in die unteren Atemwege gelangen, die Ergiebigkeit des Geräts ist also ein weiteres wichtiges Kriterium. Allerdings gelangt auch bei guten Geräten nur etwa ein Drittel des eingesetzten Wirkstoffs in die Lunge, da durch den Atemzyklus und die Konstruktion des Gerätes hohe Wirkstoffverluste auftreten.

Für das Erzeugen von Aerosolen sind v. a. Druck- (Düsen-), Ultraschall- und Schwingmembranvernebler verfügbar. Lassen Sie sich bei der Wahl des Geräts am besten in Ihrer Apotheke beraten.

Auch die Funktionsweise des jeweiligen Gerätes lassen Sie sich vorzugsweise in Ihrer Apotheke erklären, denn korrektes Inhalieren ist nicht einfach und erfordert eine gewisse Übung.

Während der Inhalation muss tief und ruhig geatmet werden, das Mundstück ist während der gesamten Inhalation zu umschließen. Zudem muss der Vernebler zu jedem Zeitpunkt senkrecht stehen. Wichtig ist es außerdem, beim Inhalieren eine Haltung mit aufrechtem Oberkörper einzunehmen.

Inhalate richtig anwenden

Zum Befüllen des Verneblers benötigt man üblicherweise zwei Milliliter sterile Kochsalzlösung.

Isotone Kochsalzlösung kann man entweder aus einem größeren Gebinde entnehmen (üblicherweise aus 50 oder 100 ml Flaschen), hier ist auf steriles Arbeiten zu achten. Vorzugsweise wird die Lösung mittels einer sterilen Kanüle und einer Spritze aus der Vorratsflasche entnommen. Die angebrochene Flasche muss im Kühlschrank aufbewahrt werden.

Einfacher und hygienischer ist es aber, die isotonische Kochsalzlösung in 2 ml Einzeldosen-Ampullen bzw. in 2,5 ml-Einzeldosen-Ampullen zu verwenden (z. B. von Pari).

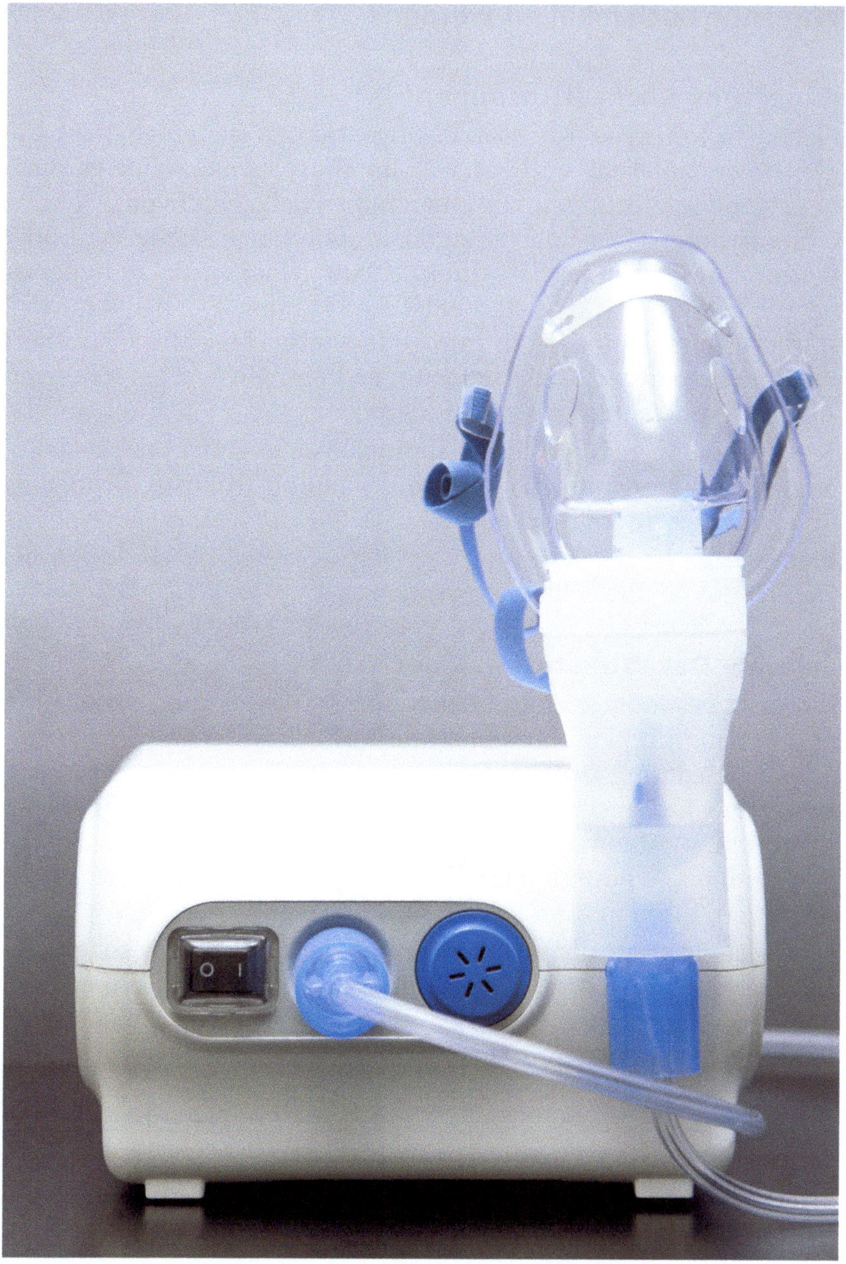

© depositphotos - evavargyasi - Inhalator Kompressor/Schwingmembran

Was kann noch inhaliert werden?

Hypertone Kochsalzlösungen

Neben isotonischer Kochsalzlösung - Isoton bedeutet, dass die gleiche Osmolarität vorliegt wie im Blutplasma – gibt es auch hypertone Salzlösungen, die einen hohen Salzgehalt von 3 % bzw. 6 % aufweisen. Der hohe Salzgehalt erzielt eine starke Wirkung, wodurch festsitzender Schleim kraftvoll gelöst wird – je hypertoner die Lösung ist, desto stärker ist die Wirkung. Der Schleim wird stark verflüssigt und kann infolgedessen leichter abtransportiert werden. Hypertone Kochsalzlösungen kommen v. a. bei schweren Atemwegserkrankungen zum Einsatz.

So werden 3 %ige Kochsalzinhalationslösungen nicht nur bei akuter, starker Bronchitis, sondern auch bei obstruktiver Bronchitis und Mukoviszidose eingesetzt.

Eine 6 %ige Kochsalzlösung wird bspw. bei Mukoviszidose, bei COPD und bei Bronchiektasen eingesetzt.

Ectoin – Der Wirkstoff aus der Wüste

Ein ganz besonderer, kaum bekannter Wirkstoff zur Vorbeugung und Behandlung von Lungenerkrankungen ist ***Ectoin*** - Die chemische Bezeichnung lautet **2-Methyl-3,4,5,6-tetrahydro-4-pyrimidincarbonsäure.** Inhalationslösungen mit Ectoin schützen, befeuchten und pflegen die (unteren) Atemwege. ***Ectoin*** legt sich wie ein Schutzfilm auf die Schleimhaut, wodurch diese widerstandsfähig wird und gegen Bakterien, Viren und andere Fremdkörper gewappnet ist.

Ectoin ist eine natürliche Substanz aus der Gruppe der sogenannten Extremolyte. Extremolyte sind Wirkstoffe aus der Wüste oder anderen unwirtlichen Regionen, welche von (hier salzliebenden) Bakterien gebildet werden, um diese vor extremen und harten Bedingungen zu schützen (z. B. hohe Temperaturen, Temperaturschwankungen, hohe Salzkonzentration, Trockenheit und UV-Strahlung).

Ectoin besitzt zellschützende, befeuchtende, entzündungshemmende und membranstabilisierende Eigenschaften. Der Wirkstoff gilt als gut verträglich.

Wissenschaftler entdeckten ***Ectoin*** zufällig in einer Bakterienart in der als ***„tot"*** geltenden Salzwüste der ägyptischen Sahara – erst ***Ectoin*** ermöglicht den Bakterien ein Leben in einer so rauen Umgebung und gilt daher auch als ***„Stressschutzmolekül"***.

Ectoin schützt die biologische Struktur des Bakteriums und schützt es so vor lebensfeindlichen Umgebungen, in denen fast kein Leben möglich ist. So kann das Bakterium den extremen Umweltbedingungen trotzen – ***Ectoin*** wirkt wie ein Schutzschild, das ein Leben unter extremen Bedingungen erst ermöglicht.

Ectoin wird direkt aus den Bakterien (**Halomonas elongata**) gewonnen. Anschließend folgen verschiedene Reinigungsprozesse, bei denen ***Ectoin*** isoliert wird.

Ectoin kann prophylaktisch und therapeutisch eingesetzt werden.

Weitere Substanzen, die bei Erkrankungen der Lunge therapeutisch im Rahmen von Erkrankungen der unteren Atemwege eingesetzt werden:

- **Ambroxol:** Sekretolytikum. Der Wirkstoff löst festsitzenden Schleim in den unteren Atemwegen. Der zähe Schleim wird dünnflüssiger, dadurch geht die Verschleimung zurück und das Abhusten wird erleichtert.
- **Salbutamol (verschreibungspflichtig):** Kurz wirkendes ß-2-Sympathomimetikum zur Erweiterung der Bronchien. Einsatz vorzugsweise zur Behandlung von Asthma, COPD und chronischer, langwieriger Bronchitis.
- **Formoterol, Salmeterol (verschreibungspflichtig):** Lang wirkende ß-2-Sympathomimetika zur Erweiterung der Bronchien. Lang wirksame ß-2-Mimetika werden regelmäßig inhaliert, sie sind Wirkstoffe zur Langzeitbehandlung bspw. von Asthma und COPD (insbesondere bei schweren und fortgeschrittenen Erkrankungen). Ihre Wirkung tritt langsamer ein als bspw. bei Salbutamol, hält aber etwa zwölf Stunden an.
- **Ipratropiumbromid (verschreibungspflichtig):** Kurz wirksames Anticholinergikum zur Erweiterung der Bronchien. Die Wirkung hält bis zu acht Stunden an.

- **Tiotropiumbromid (verschreibungspflichtig):** Anticholinergikum zum Erweitern der Bronchien. Lang wirksam, bis zu 24 Stunden.
- **Budesonid (verschreibungspflichtig):** Glucocorticoid zur Verminderung oder Verhinderung von entzündlichen Prozessen in den unteren Atemwegen. Behandlung von Atemwegserkrankungen wie Asthma, hartnäckiger Bronchitis und chronisch obstruktiven Atemwegserkrankungen mit Verengung der Atemwege.

Was sollte nicht mit dem Vernebler inhaliert werden

Ätherische Öle sollten nicht vernebelt werden – Sie können bei Menschen mit einem empfindlichen Bronchialsystem Atemnot und Bronchialkrämpfe auslösen. Dies ist der Fall, wenn die Bronchien überreagieren und sich zu stark verengen. Davon abgesehen wirken ätherische Öle eher bei Erkrankungen wie bspw. einer akuten Bronchitis mit Schleimbildung. Bei chronischen Erkrankungen der Lunge wie Asthma oder COPD sind ätherische Öle nicht nur wirkungslos, sondern sogar obsolet.

Auch mit (Leitungs-)Wasser oder destilliertem Wasser sollte nicht inhaliert werden, weil dies u. a. nicht der Osmolarität der menschlichen Körperflüssigkeiten aufweist.

Auch von der Inhalation von Erkältungssalben, Hustensäften, Gurgellösungen u. Ä. ist abzusehen – hier besteht nicht nur die Gefahr unerwünschter Nebenwirkungen – da solche Präparate zudem oft zäh und klebrig sind, können die Düsen des Verneblers verstopfen.

Gesundes Salz aus der Saline

Zum Inhalieren von gesunder salzhaltiger Luft bieten sich besonders Gradierwerke an, die hauptsächlich in Kurstädten zu finden sind. Mithilfe von Pumpen wird Sole auf das Gradierwerk gepumpt. Dort verteilt sich die Sole auf Rinnen und tropft dann langsam auf die Gradierung herab. Die Gradierung besteht aus mehreren Metern hohen Reisigzweigen, die meist aus Schwarzdorn bestehen.

Ein Teil des Wassers verdunstet, auf diese Weise entstehen heilsame Wasserpartikel (sogenannte Aerosole). Der Salzgehalt der Natursole (8-10 % Salz) wird durch die Verdunstung des Wassers auf 25 % erhöht. Die winzigen Wassertröpfchen in der Luft stabilisieren das Immunsystem und steigern die körperliche und geistige Leistungsfähigkeit. Die Atemwege werden befeuchtet, gereinigt und regeneriert.

Durch tiefes Durchatmen gelangt das Aerosol bis tief in die Lunge und stimuliert dort auf natürliche Weise die Durchblutung und den Sauerstofftransport ins Blut.

Das über die Lunge aufgenommene Salz unterstützt die Selbstreinigungsprozesse des Körpers und stärkt das Immunsystem. Die natürliche Heilwirkung der Inhalation wirkt wie eine Frischekur für den Körper und entfaltet sich in jeder einzelnen Körperzelle.

Gelegentlich befinden sich auch in Schwimmbädern und Thermalbädern Reisiginstallationen, die wie Gradierwerke funktionieren, aber deutlich kleiner sind als solche in Kurparks.

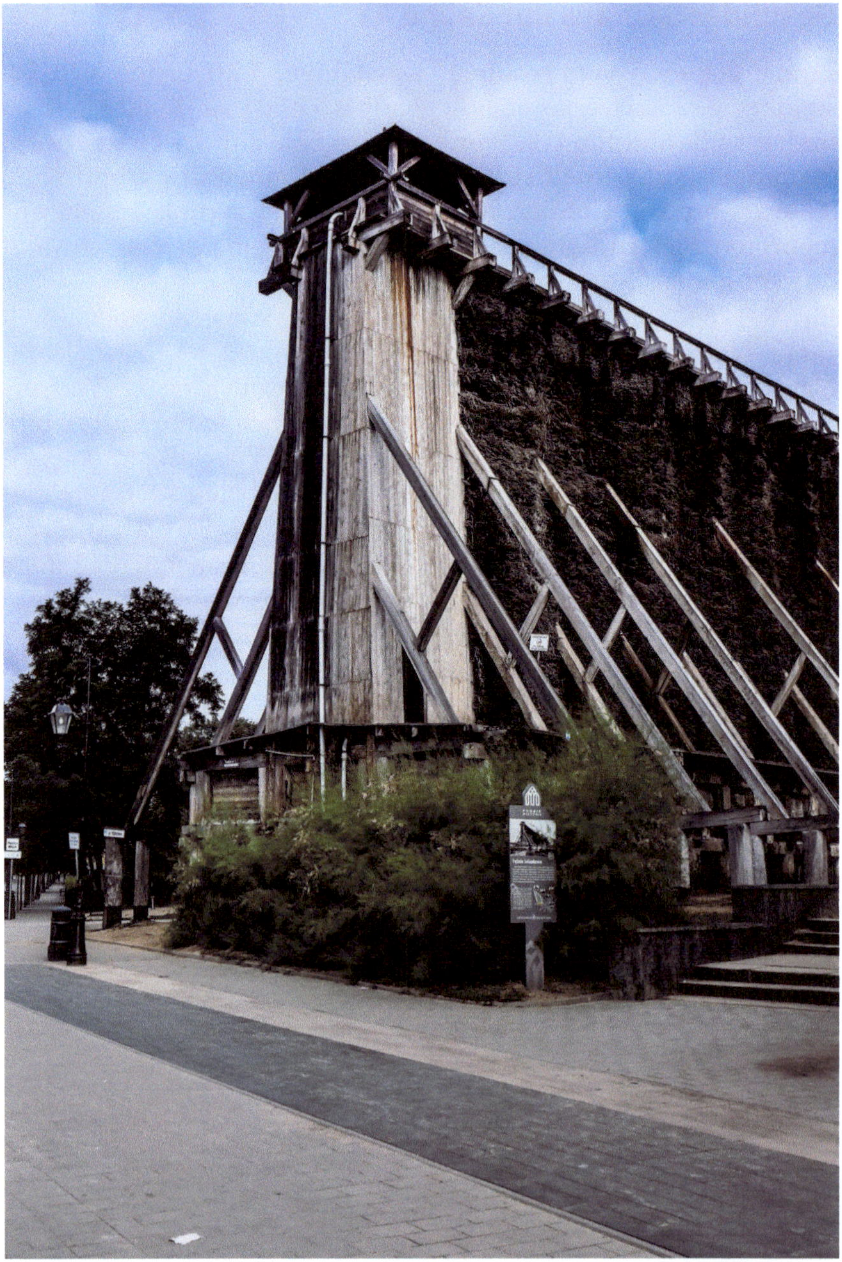

© depositphotos - max777 - Gradierwerk

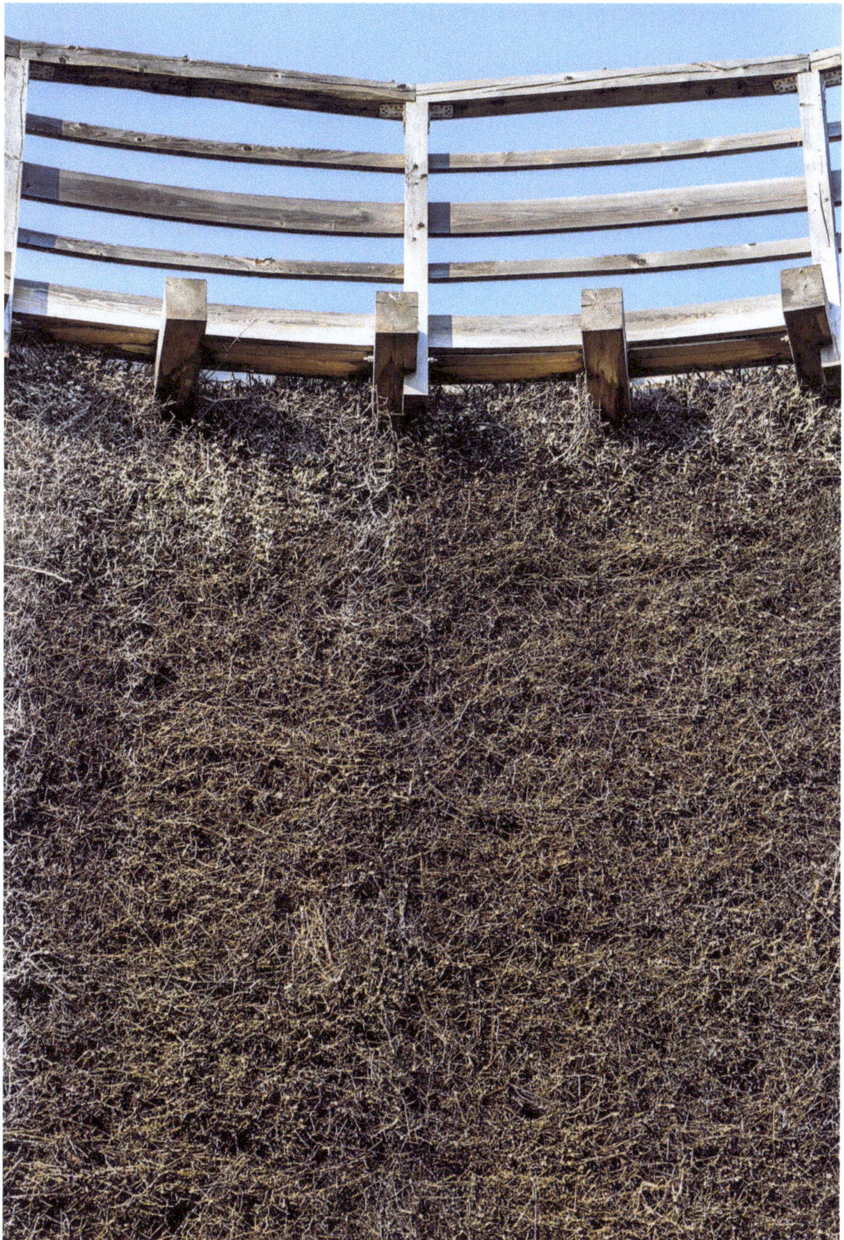

© depositphotos - mychadre77 - Gradierwerk

Lungenfreundliche Ernährung

Für viele ist schwer zu glauben, dass die Ernährung auch die Lungengesundheit beeinflussen kann. Eine gesunde und ausgewogene Ernährung ist jedoch generell ein wichtiger Baustein für den Erhalt unserer Gesundheit. So haben fehlernährte Personen allgemein ein erhöhtes Risiko, an Krankheiten jedweder Art zu erkranken – hier seien beispielhaft Diabetes, Herz-Kreislauf-Erkrankungen und Lebererkrankungen genannt. Zudem führt falsche Ernährung bekanntermaßen zu einer Schwächung des Immunsystems, was wiederum eine erhöhte Gefahr für Atemwegserkrankungen nach sich zieht. So sind die Fresszellen (Makrophagen) in der Lunge, welche dafür verantwortlich sind, eingedrungene Fremdkörper zu zerstören, bei einer Schwächung der Abwehrkräfte weniger aktiv.

Weiter steht eine unausgewogene und v. a. hyperkalorische Ernährung im engen Zusammenhang mit Übergewicht. Übergewicht seinerseits kann Atemprobleme auslösen und verstärken, da der Lungenkreislauf und das Herz-Kreislaufsystem beschwerliche Mehrarbeit leisten müssen. Häufig wird hierdurch ein Teufelskreis aus Übergewicht, Bewegungsmangel, Lungenerkrankungen und Herz-Kreislauf-Erkrankungen eingeläutet – die einzelnen Komponenten stehen in direktem Zusammenhang miteinander und verstärken sich in unheilvoller Allianz.

Die besten Freunde der Lunge

Antioxidantien

Bei vielen Lungenbeschwerden liegt ein Mangel an Antioxidantien vor. Stehen dem Körper jedoch nicht genügend Antioxidantien zur Verfügung, kann sich der Körper nicht mehr vor die Zellen schädigenden Verbindungen (z. B. freie Radikale) schützen. Freie Radikale entstehen im menschlichen Körper durch allgemeine Zellalterung, ja, durch alle Prozesse des Lebens, weiter durch ungesunde Nahrung, durch Rauchen, Alkohol, Umweltgifte, UV-Strahlen und schließlich auch durch Stress und durch zu intensiven Sport. Freie Radikale haben die unangenehme Eigenschaft, dass sie die DNA (also den Träger der Erbinformation), weiter Proteine und Zellmembranen, rücksichtslos angreifen, um sich ihr fehlendes Elektron zu holen. Dies hat zur Folge, dass die entsprechenden angegriffenen Strukturen und Zellen nicht mehr richtig funktionieren und ihren Aufgaben nicht mehr nachkommen können. Noch fataler ist, dass die bestohlenen Zellen wiederum selbst zu Räubern werden und an anderer Stelle versuchen, ihr fehlendes Elektron zurückzuholen, was eine Kettenreaktion auslöst, die man auch als oxidativen Stress bezeichnet.

Diesen unheilvollen Prozess können nur Antioxidantien unterbrechen, da diese den freien Radikalen freiwillig ein Elektron abgeben und so unseren Körper schützen. Antioxidantien sind also die Gegenspieler der freien Radikale, weiterhin haben Antioxidantien die wertvolle Eigenschaft, dass sie sich niemals selbst zu freien Radikalen entwickeln. Deshalb ist es außerordentlich wichtig, genügend Antioxidantien mit der Nahrung aufzunehmen.

Die notwendige Zufuhr von Antioxidantien erfolgt vorzugsweise in Form von frischem Obst und Gemüse: Diese Nahrungsmittel sind geeignet, freie Radikale abzufangen, unschädlich zu machen und so schlimmere Schäden zu verhindern. Zudem helfen Antioxidantien gerade der Lunge dabei, Entzündungen im Schach zu halten, weshalb es essenziell ist, diese dem Körper im ausreichenden Maß zuzuführen.

Zu den wichtigsten Antioxidantien gehören bspw. Vitamin C, ß-Carotin, Vitamin E, Lycopen und Selen.

Beta-Carotin ist vorwiegend in Gemüse und Früchten enthalten, insbesondere in Karotten, Aprikosen, Spinat, rotem Paprika sowie Mangos. Beta-Carotin sollte nicht in isolierter Form (z. B. in Form von Nahrungsmittelergänzung) aufgenommen werden.

Vitamin E ist hauptsächlich in pflanzlichen Nahrungsmitteln zu finden, bspw. in Pflanzenölen, in Weizenkeimen, Leinsamen, in Mandeln und Haselnüssen.

Lycopin ist v. a. in Tomaten und Hagebutten enthalten.

Selen ist u. a. in Fisch, Fleisch, Getreide, Eiern, Pilzen, Milchprodukten, Linsen, Nüssen (v. a. in Paranüssen) und Spargel enthalten. Der Selengehalt pflanzlicher Nahrungsmittel ist abhängig vom Selengehalt des Bodens und kann daher starken Schwankungen unterliegen.

Vitamin C – Kick fürs Immunsystem

Vitamin C ist vor allem in frischem Obst und Gemüse enthalten. Spitzenreiter im Vitamin-C-Gehalt sind Grünkohl, Brokkoli, Rosenkohl, Paprika und Fenchel, weiter Hagebutten, Sanddorn, schwarze Johannisbeeren und natürlich Zitrusfrüchte. Vitamin C spielt eine essenzielle Rolle für unser Immunsystem, da es wichtige Radikalfängereigenschaften hat und als Antioxidans wirkt. Da Vitamin C empfindlich gegen Licht, Luft und Hitze ist, sollten Obst- und Gemüsesorten stets frisch gekauft und möglichst bald verzehrt werden. Vitamin C ist zudem ein wasserlösliches Vitamin, deshalb sollte z. B. Gemüse mit nur wenig Wasser und bei nicht zu hoher Temperatur gegart werden. Wer nicht genügend Obst und Gemüse verzehrt, kann Vitamin C auch in Form von Tabletten oder als Elixier zu sich nehmen.

Da natürliches Vitamin C besser resorbiert wird als künstliches Vitamin C, empfiehlt es sich, bevorzugt natürliches Vitamin C zu sich zu nehmen. Bspw. enthält Sanddorn-Elixier viel natürliches Vitamin C, weiter ist die Acerola-Kirsche – einer der vitaminreichsten Früchte überhaupt – in Form von wohlschmeckenden Lutschtabletten oder auch in Pulverform erhältlich.

Natürliches Vitamin C hat auch den Vorteil, dass in den extrahierten Früchten zusätzlich noch wertvolle Begleitstoffe wie Bioflavonoide und Pflanzenpigmente enthalten sind.

Omega-3-Fettsäuren

Zur Vorbeugung und Behandlung von Lungenerkrankungen sollte Omega-3-Fettsäuren vermehrt Beachtung geschenkt werden – so wirken Omega-3-Fettsäuren entzündungswidrig und antiallergisch.

Die wertvollen Omega-3-Fettsäuren, die lebensnotwendig sind, können von unserem Körper selbst aber nicht bzw. nur eingeschränkt hergestellt werden können. Deshalb sind wir darauf angewiesen, dass wir diese über unsere Nahrung zu uns nehmen. Nicht zuletzt deshalb empfehlen Experten, mindestens zweimal wöchentlich Fischmahlzeiten zu essen.

Omega-3-Fettsäuren sind ja in aller Munde, werden Sie vielleicht sagen, aber was macht diese eigentlich so unentbehrlich? Omega-3-Fettsäuren gehören zu den ungesättigten Fettsäuren, die für den Aufbau von Körperzellen essenziell sind, zudem sind sie Ausgangsstoffe für wichtige Signalstoffe, die an der Regulierung von Blutdruck, Blutgerinnung und Blutfettspiegel beteiligt sind.

Aufgrund dieser Eigenschaften haben Omega-3-Fettsäuren verschiedene positive Wirkungen: Durch den Genuss von Fisch verbessern sich die Blutfettwerte, da die Triglycerid- und LDL-Cholesterinwerte im Blut sinken, wodurch einer Arteriosklerose vorgebeugt wird.

Ferner wirken Omega-3-Fettsäuren blutdrucksenkend und reduzieren dadurch das Risiko von Herz-Kreislauf-Erkrankungen.

Auch die Durchblutung wird durch die Aufnahme von Omega-3-Fettsäuren gesteigert, die Blutgefäße erweitern sich, wodurch die Fließeigenschaften des Bluts verbessert werden.

Ebenso kann Fischöl einen positiven Einfluss bei chronisch entzündlichen Erkrankungen wie Lungenerkrankungen, Schuppenflechte, rheumatoider Arthritis, Colitis ulcerosa oder Morbus Crohn haben.

Letztlich hat sich eine positive Wirkung von Omega-3-Fettsäuren beim Einsatz bei psychiatrischen Krankheitsbildern wie Depressionen, Aufmerksamkeitsdefizit und Hyperaktivitätsstörung gezeigt.

Sind nun alle Fischarten gleichwertig in Bezug auf den gesundheitlichen Nutzen? Nein, es sind vor allem die fetten Meeresfische, die reich an gesunden Omega-3-Fettsäuren sind - allen voran Sardine, Makrele oder Lachs. Neben den ungesättigten Fetten enthalten diese Fischarten auch reichlich fettlösliches Vitamin D.

Natürlich trägt Fisch auch zur Jodversorgung bei, sodass die Schilddrüse ihre wichtigen Stoffwechselprozesse erfüllen kann.

Aus ethischen Gründen und wegen der starken Quecksilberbelastung gerade von Raubfischen (z. B. Makrele) greifen immer mehr Verbraucher auf pflanzliche Omega-3-Fettsäuren zurück. Diese sind in einigen Samen, Nüssen und den entsprechenden Ölen enthalten. So sind Omega-3-Fettsäuren bspw. in Hanf- und Leinsamen, in Walnüssen, in Chiasamen sowie in Leinöl, Hanföl und Walnussöl enthalten.

Magnesium

Magnesium spielt nicht nur eine grundlegende Rolle für unsere Gesundheit, auch bei der Lungengesundheit im Speziellen hat Magnesium eine wichtige Bedeutung. So stabilisiert und vermindert Magnesium Entzündungsprozesse auch in der Lunge, es stärkt die Immunabwehr der Lunge und trägt zur Entspannung der Atemwege bei.

Magnesium ist ein lebenswichtiger Mineralstoff, der an über 300 verschiedenen enzymaktiven Stoffwechselvorgängen beteiligt ist.

Jeder energieabhängige Prozess in unserem Körper – von der Muskelbewegung bis zur Leistung aller Organe – ist auf Magnesium angewiesen. Die bekannteste Aufgabe von Magnesium ist sicherlich die Aufrechterhaltung einer vitalen Muskelfunktion (einschließlich der Funktion des Herzmuskels), darüber hinaus spielt Magnesium aber auch eine wichtige Rolle für die Bewahrung eines gesunden Nervensystems. Nur eine ausreichende Zufuhr von Magnesium kann eine störungsfreie Regulation der Erregungsleitung sicherstellen Bei Vorliegen eines Magnesiummangels kann der Stoffwechsel und somit auch die Übertragung der Reize nicht optimal funktionieren. Darüber hinaus wird Magnesium für die Aufrechterhaltung des Elektrolythaushalts benötigt.

Aufgrund ungünstiger Ernährungsgewohnheiten, veränderter Anbau- und Düngemethoden (***Stichwort Intensivlandwirtschaft***) sowie Lebensmittelbearbeitungsprozessen ist eine ausreichende Versorgung unseres Körpers mit Magnesium vielfach nicht mehr gewährleistet. So führt zum einen die zunehmende Auslaugung der Böden zu einem Mangel an Mineralstoffen in der Nahrung, zum anderen sind Weißmehlprodukte arm an Mineralstoffen und Vitaminen. Magnesium ist zum größten Teil in der Keimschale des Getreides enthalten, welche bei der Produktion von Weißmehl entfernt wird.

Weiter wird ohnehin nur 35 bis 55 % des mit der Nahrung aufgenommenen Magnesiums vom Körper resorbiert, bei fettreicher Nahrung ist die Aufnahme von Magnesium durch den Körper noch weiter reduziert. Ein Magnesiummangel kann auch durch mangelnde Resorption von Magnesium im Darm entstehen (z. B. bei Verdauungsproblemen oder Durchfall), bei entzündlichen Darmerkrankungen (z. B. Morbus Crohn oder Colitis ulzerosa) oder durch vermehrte Ausscheidung mit dem Urin oder Stuhl (z. B. bei Gabe von Diuretika = Entwässerungsmittel oder von Laxantien = Abführmittel). Eine gesteigerte Ausscheidung von Magnesium über den Urin wird auch bei erhöhtem Alkoholkonsum oder bei Vorliegen von Diabetes mellitus beobachtet.

Eine ausreichende Zufuhr von Magnesium kann hauptsächlich durch den Verzehr von pflanzlicher Nahrung sowie von Vollkornprodukten sichergestellt werden. Pflanzliche Nahrungsmittel mit einem hohen Magnesiumgehalt sind bspw. Nüsse und Saaten, z. B. Mandeln, Sonnenblumenkerne und Kürbiskerne. Auch Sprossen verfügen über einen hohen Magnesiumgehalt, ferner Weizenkeime, Hirse, Haferflocken, Amaranth und Quinoa. Einen hohen Magnesiumgehalt besitzen auch Hülsenfrüchte, z. B. Sojabohnen und Kichererbsen. Über viel Magnesium verfügen weiter Meerrettich, Kartoffeln, Spinat, Himbeeren, Bananen und Ananas. Äpfel sind ebenfalls reich an Magnesium.

Ingwer – Intensive Wärme

Dank seiner entzündungshemmenden Wirkung kann Ingwer entzündliche Prozesse in der Lunge vermindern oder sogar stoppen. Weiter stärkt Ingwer das Immunsystem, die scharfe Knolle ist sogar in der Lage, Giftstoffe aus den Atmungsorganen zu entfernen und die Lunge zu ***„putzen"***.

Wer eine Atemwegsinfektion in die Flucht schlagen will oder dieser schon im Vorfeld erst gar keine Chance einräumen will, tut mit wärmendem Ingwertee genau das Richtige. Die schilfartige aussehende Pflanze gehört zur Familie der Ingwergewächse. Ingwer wächst in den Tropen und Subtropen, kultiviert wird die Pflanze v. a. in Indien, Sri Lanka, Indonesien, Vietnam, China, Japan und Nigeria. Die wirksamen Inhaltsstoffe befinden sich im Wurzelstock, bei den Wirkstoffen handelt es sich v. a. um Scharfstoffe (**Gingerol**) und ätherisches Öl (**Zingiberen, Curcumen**).

Anwendungsgebiete

Heißer Ingwertee ist eine Wohltat insbesondere in der nass-kalten Jahreszeit – aber die wärmende Wirkung des Ingwers kommt uns nicht nur an kalten Wintertagen zugute. Durch die wärmende Wirkung werden die Verdauung, die Durchblutung und der Stoffwechsel angekurbelt, weiter steigt die Wärmeproduktion des Körpers. Der Geschmack des Ingwers ist brennend scharf, wodurch uns die Knolle von innen wärmt.

Die im Ingwer enthaltenen Scharfstoffe (z. B. Gingerol) wirken bakterizid, zudem wärmen diese den Körper von innen her auf und regen die Durchblutung an.

Dadurch wird Bakterien und Viren, die sich an Schleimhäuten fest haften, auf natürliche Weise der Garaus gemacht. Auf diese Weise stärkt Ingwer das Immunsystem, Erkältungskrankheiten wird durch regelmäßiges Trinken von Ingwertee effektiv vorgebeugt. Ferner wird der Organismus dazu angeregt, vermehrt Giftstoffe auszuleiten. Der regelmäßige Verzehr von Ingwer hilft auch dabei, die Leber gesund zu erhalten und deren Leistungsfähigkeit zu steigern. Auch die Magensaft- und Gallenproduktion wird durch Ingwer angeregt, ferner wird Reiseübelkeit vorgebeugt.

Man kann reinen Ingwertee trinken, eine besonders reinigende Wirkung besitzt auch ein Tee, bestehend aus Ingwerwurzel, Brennnesselblättern und Zitronensaft. Ingwerwurzel schmeckt auch köstlich zu grünem Tee, durch die Kombination der beiden Teesorten erzielen Sie eine doppelte entgiftende Wirkung. Auch in Kombination mit anderen Teesorten, z. B. mit Zitronengras, schmeckt Ingwer hervorragend.

Zubereitung von Ingwertee

Zur Bereitung eines Tees schält man ein ca. zwei cm dickes Stück Ingwerwurzel, schneidet dieses in Scheiben, übergießt die Wurzel mit heißem Wasser und lässt den Tee fünf Minuten ziehen. Wichtig ist es, die Ingwerwurzel in möglichst kleine Stückchen zu schneiden – je größer die Oberfläche ist, desto mehr Ingwer-Geschmack und entsprechend mehr Wirkstoffe erhält man.

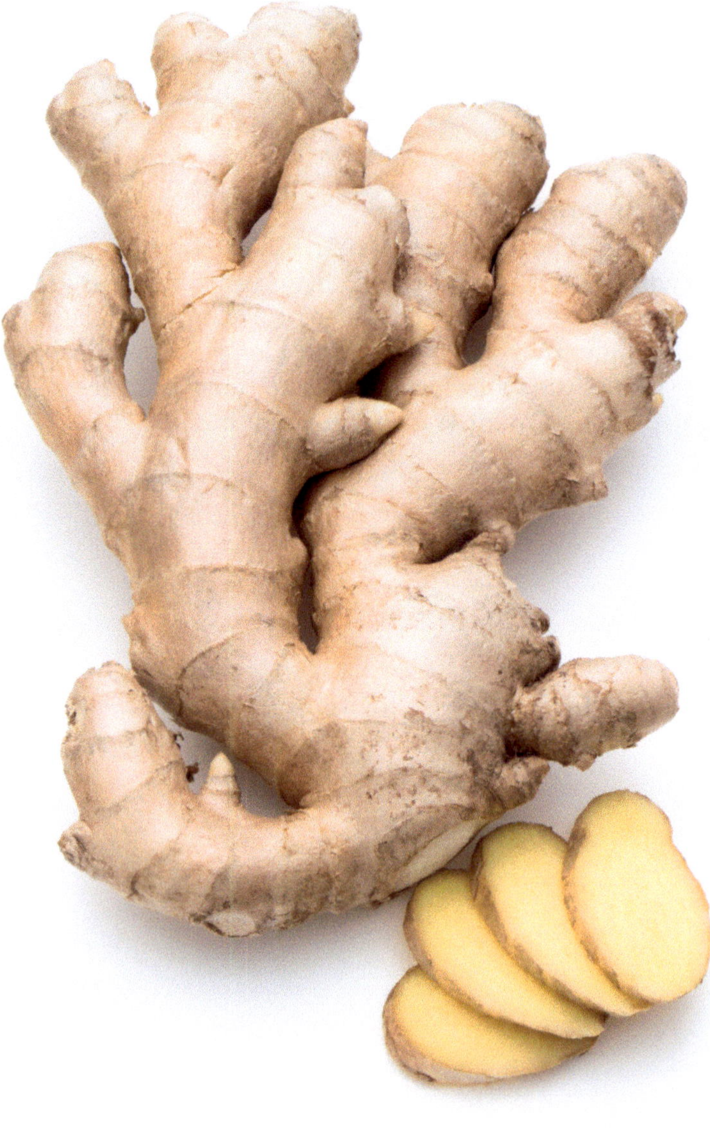

© depositphotos - natika - frische Ingwerwurzel

Curcuma – Das gelbe Gold Asiens

Die vielen gesundheitsfördernden Eigenschaften von Curcuma sind erst in den letzten Jahren in das Interesse der Öffentlichkeit gerückt. Auch für die Lunge kann Curcuma viel Gutes tun – so wirkt Curcuma antioxidativ und entgiftend. Ferner ist Curcuma in der Lage, Entzündungen direkt in der Lunge auszubremsen. Weiter wird das Immunsystem gestärkt, sodass Viren und Bakterien keine Chance haben, den Organismus anzugreifen.

Curcuma (lat. Curcuma longa) ist in Indien und Indonesien beheimatet und wird in den tropischen Gebieten Asiens und Afrikas kultiviert. Die ausdauernde krautige Pflanze gehört zur Familie der Ingwergewächse (lat. Zingiberaceae). Verwendet wird das Rhizom (der Wurzelstock), nach der Ernte werden die Rhizome etwa eine Stunde lang in heißem Wasser gekocht. Dabei verkleistert die reichlich vorhandene Stärke, die in Exkretzellen neben ätherischem Öl vorliegenden Farbstoffe treten aus.

Das Rhizom enthält ätherisches Öl (überwiegend Sesquiterpene), daneben nichtflüchtige Farbstoffe. Diese bilden die sogenannte Curcuminoid-Fraktion, welche Curcumin als Hauptkomponente enthält. Curcuma wird nicht nur als Gewürz (Bestandteil von Curry-Pulver) und als Lebensmittelfarbstoff verwendet, sondern auch als wirksames Heilmittel. Curcuma fördert die Gallenproduktion und den Gallenfluss, die Leber wird vor toxischen Schäden bewahrt und die Regeneration neuer Leberzellen gefördert. Curcuma wirkt außerdem als Stomachikum und Karminativum, d. h. die Verdauung besonders von fettreichen Mahlzeiten wird auf angenehme Weise erleichtert. Auch Blähungen, Völlegefühl, Verdauungsschwäche, Entzündungen und Krämpfe im Magen-Darm-Bereich werden wirksam bekämpft. Dyspeptische Beschwerden, welche mit Übelkeit, Aufstoßen, Sodbrennen, Oberbauchschmerzen und vorzeitigem Sättigungsgefühl verbunden sind, können effektiv beseitigt werden. Ebenso konnten entzündungshemmende und antioxidative Wirkungen nachgewiesen werden, was sich z. B. in einer positiven Wirkung bei Arthrose und bei entzündlichen Lungenerkrankungen äußert.

Weiter werden durch Curcuma Darmpolypen zurückgedrängt, wodurch letztendlich auch Darmkrebs – welcher in mehreren Schritten aus Darmpolypen entsteht – vorgebeugt wird. Man vermutet auch weitere krebshemmende Effekte, hier müssen jedoch umfangreichere wissenschaftliche Studien für Klarheit sorgen.

In der ayurvedischen Medizin wird Curcuma nicht nur bei Leberleiden und Funktionsstörungen im Magen-Darm-Bereich genutzt, sondern auch bei Hauterkrankungen, Wunden, zur Unterstützung einer gesunden Darmflora sowie zur allgemeinen Stärkung des Körpers.

Wer Curry mag – Curcuma ist hier für die gelbe Farbe verantwortlich – sollte häufiger entsprechende Gerichte zubereiten. Curry ist eine Mischung verschiedener Kräuter, traditionell besteht Curry aus bis zu 40 Gewürzen, die je nach Art des zu würzenden Gerichtes variieren. In Currymischungen häufig verwendete Gewürze sind Kardamom, Knoblauch, Koriander, Kreuzkümmel, Kümmel, Muskatnuss, Nelken, Paprikapulver, schwarzer Pfeffer, Senfkörner und Zimt. Je nach regionalen Vorlieben und nach Verwendungszweck ist die entstehende Geschmacksrichtung eher aromatisch, bitter, sauer, süß oder scharf. Wichtig ist, dass die einzelnen Komponenten harmonieren und doch jeder einzelne Bestandteil zur Geltung kommt. Man sagt, dass in Indien jeder Koch seine eigene, von ihm selbst entwickelte Currymischung aufweisen kann. Sogenannte ***„europäische“*** Currys sind in der Regel eher mild im Geschmack. Eine besondere Note verleiht Curry insbesondere Reis-, Nudel-, Gemüse- und Fischgerichten. Perfekt passt Curry z. B. zu Couscous, Kichererbsen, Möhren, Kürbis, Kokos, Ananas und Orangen. Wichtig ist, dass man das Curry nicht zu warm andünstet/erwärmt, um das subtile Aroma nicht zu gefährden.

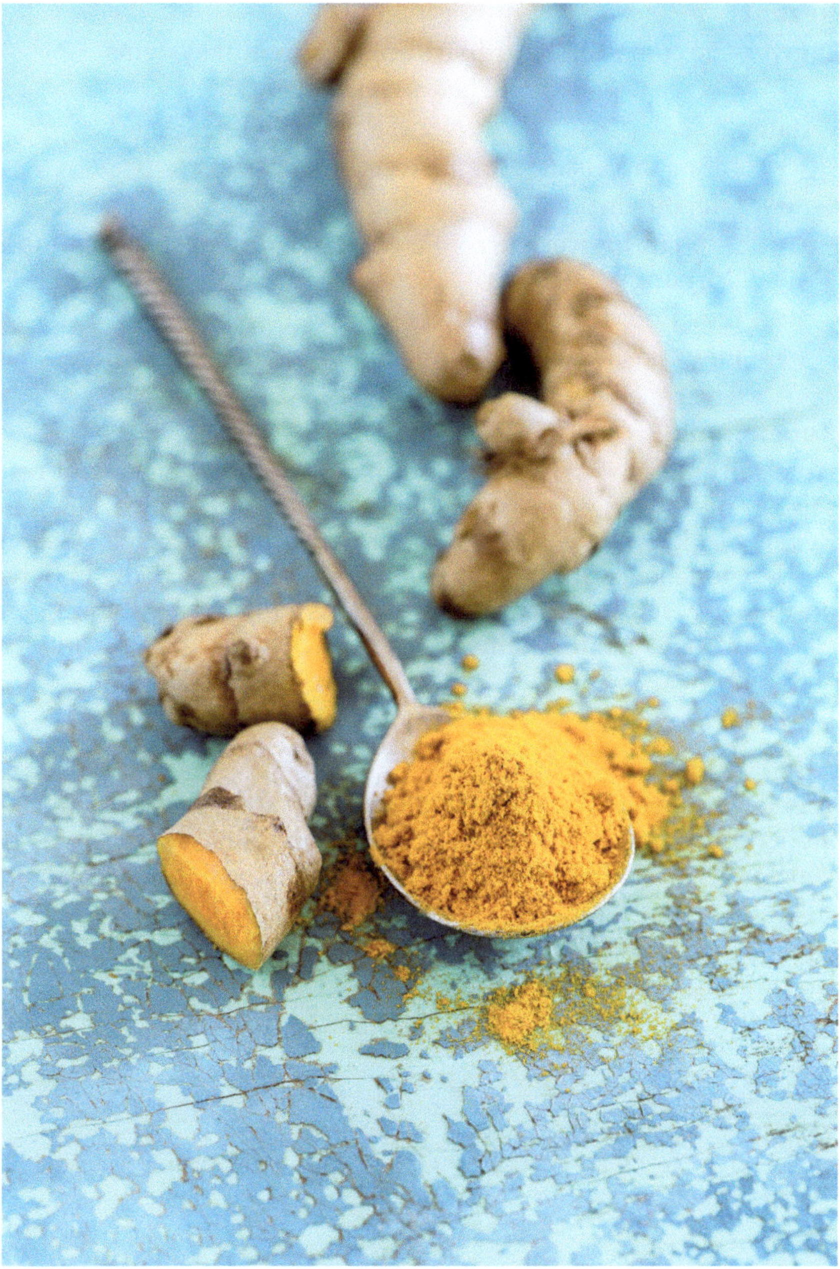

© depositphotos - Shebeko - Frische Curcuma bzw. Curcumapulver

Rezept
Ingwer-Curcuma-Shot zur Stärkung des Immunsystems

Zutaten

- 1 Liter Apfelsaft, vorzugsweise naturtrüb
- Drei Biozitronen
- 5-10 cm Ingwerwurzel (je nach gewünschter Schärfe und Wirkung)
- Eine Prise Curcumapulver
- Eine Glasflasche (1,5 Liter) mit luftdichtem Verschluss

Zubereitung

Apfelsaft in eine (vorzugsweise dunkle) Glasflasche geben. Pressen Sie die Zitronen aus und geben Sie den Saft in die Flasche. Reiben Sie den Ingwer mittels einer Küchenreibe ganz fein. Geben Sie den geriebenen Ingwer und das Curcumapulver in die Flasche und lagern Sie die Mischung im Kühlschrank. Die Mischung ist etwa fünf Tage gekühlt haltbar.

Lassen Sie die Mischung vor dem Trinken mindestens zwei Stunden ziehen.

Trinken Sie einen täglich einen ***„Shot“*** – falls Ihnen der Geschmack zu herb ist, können Sie den Shot wahlweise mit Wasser, Tee oder verdünntem Fruchtsaft trinken oder alternativ mit etwas Honig süßen.

Ein Apfel am Tag

Äpfel tragen dazu bei, der Entwicklung von verschiedenen Lungenkrankheiten vorzubeugen und ein gesundes Atmungssystem zu bewahren. Diese Wirkung verdanken wir den zahlreichen Vitaminen und Flavonoiden im Apfel.

Der Spruch ***„ein Apfel am Tag, und mit Ärzten keine Plag"*** ist nicht einfach aus der Luft gegriffen, sondern birgt so viel Wahrheit. Und nicht zu Unrecht ist der Apfel mit Abstand die beliebteste Frucht der Deutschen. Äpfel eignen sich insbesondere auch als immer griffbereites, unkompliziertes Lagerobst, das auch im Winter stets verfügbar ist.

Über 30 Vitamine, Mineralstoffe und Spurenelemente sind in der heimischen Frucht gespeichert, nicht zu vergessen sind auch die wertvollen Flavonoide.

Und in der gesunden Frucht steckt noch mehr Gutes. So enthalten Äpfel auch Pektin - ein natürlicher Bestandteil von Zellwänden - und Pektin senkt den Cholesterolspiegel, bindet Schadstoffe und führt zu deren Ausschwemmung. Da bis zu 70 % der Vitamine und Mineralstoffe in der Schale sitzen, sollte man Äpfel stets ungeschält genießen.

Weil Äpfel aber leider oft sehr stark chemisch behandelt sind, ist es ganz wichtig, dass Sie diese gründlich waschen und abtrocknen. Und kaufen Sie am besten heimische Äpfel aus biologischem Anbau.

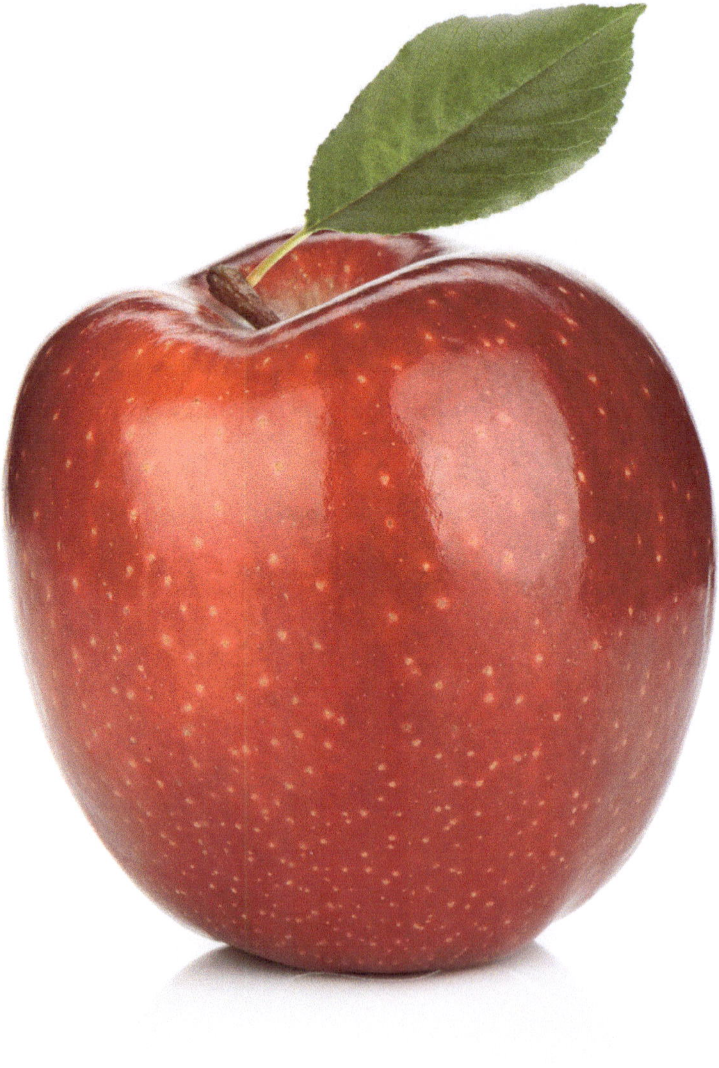

© depositphotos - karandaev - ein Apfel am Tag ...

Grapefruit reinigt die Lunge

Grapefruits reinigen, entgiften und regenerieren das wichtige Organ, weshalb die herbe Frucht zum Vorbeugen von Lungenbeschwerden sowie beim Vorliegen von Lungenerkrankungen regelmäßig zum Speiseplan gehören sollte.

Grapefruits gehören zu den gesündesten Obstsorten überhaupt, da sie über eine ganze Reihe wertvoller Inhaltsstoffe verfügen. So enthalten sie viel Vitamin C, welches das Immunsystem stärkt und die Fettverbrennung in Gang setzt. Besonders hilfreich ist auch der Bitterstoff Naringin, welcher die Verdauung, insbesondere die Fettverdauung, in Schwung bringt. Außerdem regt der Bitterstoff die Magensaftproduktion an, so kommt es nach dem Genuss der bitteren Frucht unmittelbar zu einem Sättigungsgefühl, da mit Beginn der Verdauung der Hunger nachlässt. Es empfiehlt sich, schon vor dem Frühstück eine Grapefruit zu löffeln - so stellt man bereits am Morgen einen Teil der Vitaminversorgung für den bevorstehenden Tag sicher. Wem die Frucht zu sauer ist, kann wahlweise die mildere Pink Grapefruit verwenden oder ein Glas mit Wasser verdünnten Grapefruitsaft trinken.

Übrigens ist die Grapefruit eine Kreuzung aus Orange und Pampelmuse.

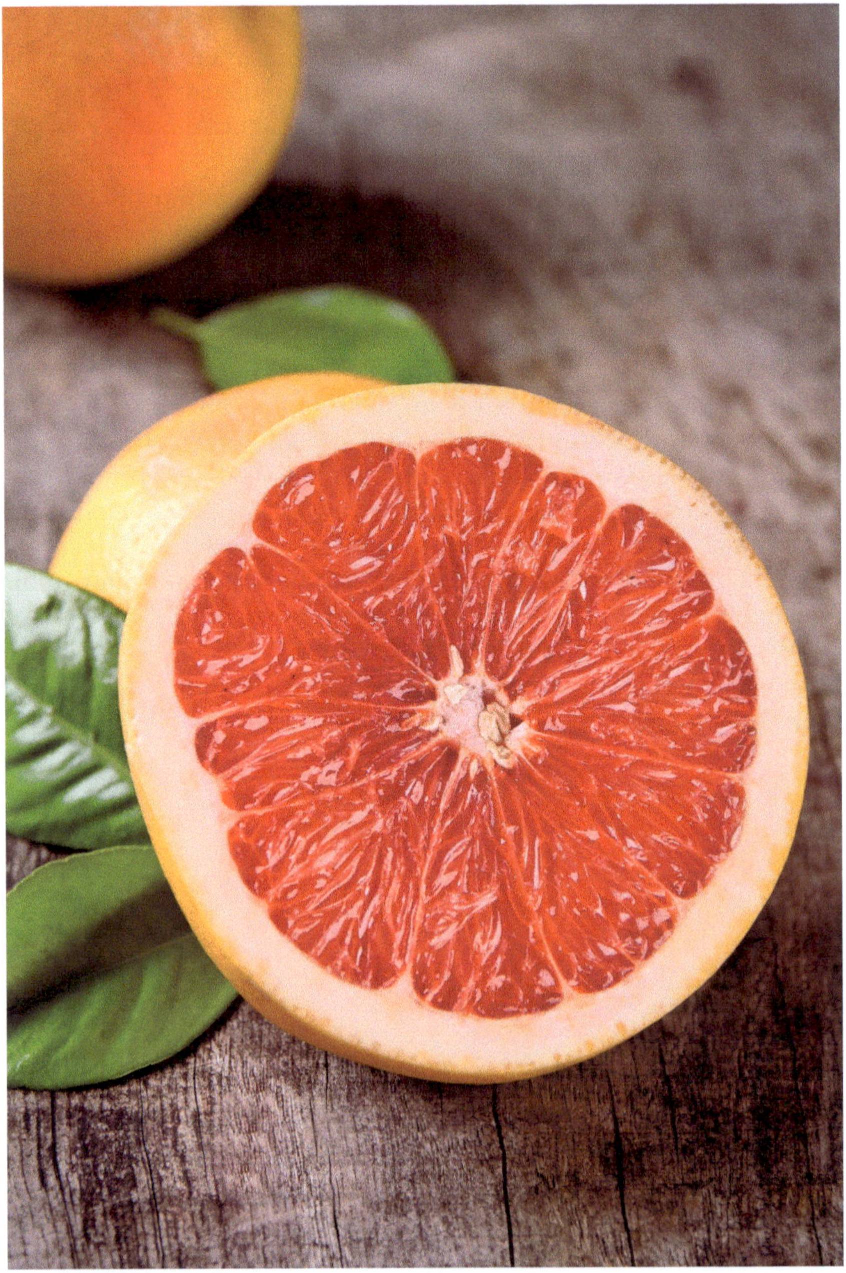

© depositphotos - Kesu01 - frische Grapefruit-Hälfte

Kreuzblütler entgiften die Lunge

Kreuzblütler enthalten einen hohen Gehalt an Antioxidantien, sie sind daher perfekt geeignet, den Körper zu reinigen und zu regenerieren.

Kreuzblütler wie Brokkoli, Blumenkohl, Rosenkohl oder Grünkohl besitzen einen hohen Gehalt an Isothiocyanaten - der unaussprechliche Name steht für Inhaltsstoffe, die eine besonders gute Radikalfänger- und Krebsschutzwirkung entfalten, vor allem gegen Blasen- und Bauchspeicheldrüsenkrebs.

Isothiocyanate schützen Körperzellen vor Schäden im Erbgut, wirken als Radikalfänger und können sogar unkontrolliert wachsende Zellen vernichten. Daneben sind Kreuzblütler auch reich an Mineralstoffen und Vitaminen.

Bauen Sie diese Medizin aus der Natur öfters in Ihren Speiseplan ein und garen Sie das gesunde Gemüse nur kurz, um die wertvollen Inhaltsstoffe zu erhalten.

Die größten Feinde der Lunge

Transfettsäuren vermeiden

Transfettsäuren sollen im Hinblick auf die Lungengesundheit vermieden werden, weil sie im gesamten Körper – auch in der Lunge – Entzündungsreaktionen hervorrufen können. Außerdem können sie das körpereigene Immunsystem schwächen, wodurch wiederum Erkrankungen der untern Atemwege sowie andere chronische Lungenerkrankungen gefördert werden können.

Transfettsäuren stellen innerhalb der Gruppe der Fette eine ganz besondere Gefahr dar und zählen aus ernährungsphysiologischer Sicht zu den unerwünschten Bestandteilen unserer Nahrung.

Aber was verbirgt sich eigentlich hinter dem unsympathischen Begriff Trans-Fettsäuren? Trans-Fettsäuren sind Fettsäuren mit trans-konfigurierten Kohlenstoff-Doppelbindungen. In unserer Ernährung sind sie besonders in industriell produzierten Lebensmitteln zu finden, wo sie durch die Härtung von Pflanzenölen entstehen.

Beispiele für Lebensmittel mit einem hohem Gehalt an Trans-Fettsäuren sind Pommes frites, Kartoffelchips und verschiedene Back- und Bratfette. Spitzenreiter in der Konzentration an Trans-Fettsäuren sind Blätterteig, Frittieröl und Instantsuppen. Trans-Fettsäuren üben einen schädlichen Einfluss auf die Blutgefäße aus, wodurch die Entstehung der Arteriosklerose gefördert werden kann. Außerdem erhöhen Trans-Fettsäuren die Konzentration an schädlichen Blutfetten.

Salz nur ganz sparsam verwenden

Salz bindet Wasser im Körper, wodurch es zu Ödemen - einer vermehrten Wasseransammlung im ganzen Körper - kommen kann. Wasseransammlungen erschweren die Atmung zusätzlich. So kann es durch die Retention von Flüssigkeit zu Atemproblemen kommen.

So lebensnotwendig Salz ist, so schädlich ist es auch in zu hohen Mengen, in denen es im Allgemeinen konsumiert wird. So wird die maximal empfohlene Zufuhr von drei bis vier Gramm Kochsalz pro Tag durch ungesunde und salzreiche Ernährung oft um ein Vielfaches überschritten - allein durch Fertiggerichte nehmen viele Menschen oft schon bis zu 20 g Kochsalz zu sich.

Während durchschnittlich 1,5 g Kochsalz pro Tag ausreichend sind, beträgt die mittlere aufgenommene Dosis etwa 10 g – wobei auch diese Dosen oftmals noch weit überschritten werden (siehe oben). In Form von Tütensuppen, Dosengerichten, Konserven, Soßen und Suppen nehmen wir riesige Mengen Salz in versteckter Form zu uns, ohne uns dessen überhaupt bewusst zu sein. Auch viele Brotsorten, Wurst und Käse - Nahrungsmittel, die oft eine komplette Mahlzeit darstellen - gehören zu den salzigen Sünden. Dazu kommt natürlich noch der tägliche Griff zum Salzstreuer - für viele ein Ritual wie das Zähneputzen. Häufig wird sogar schon ordentlich nachgesalzen, noch ehe die Mahlzeit überhaupt gekostet wurde.

Aber was ist denn überhaupt so gefährlich am Salz? Immerhin ist Natriumchlorid doch ein lebenswichtiges Mineral, das eine bedeutsame Rolle für den Wasserhaushalt, das Nervensystem, die Verdauung und den Knochenaufbau spielt. Ich will Ihnen sagen, was die schädliche Wirkung des Salzes ausmacht. Für jedes Gramm Salz, das dem Körper mehr als benötigt zugeführt wird, braucht der Körper - um nicht der sofortigen Salzvergiftung zu erliegen - tatsächlich die 23fache (!) Menge Wasser, um den lästigen Eindringling zu binden und zu isolieren. Dafür verbraucht der Körper jedoch nicht irgendein Wasser, sondern unsere wertvollste Flüssigkeit, das Zellwasser.

Weil sich Salz im Laufe der Zeit meist in der unteren Hälfte des Körpers ansammelt, sendet dieser das Zellwasser insbesondere dorthin, so dass bspw. die charakteristischen dicken Beine die Folge sind. Ein dauerhaft hoher Salzkonsum steigert außerdem die Wassermenge im Körper und damit das Gewicht. Im schlimmsten Fall kann übermäßig hoher Salzkonsum auch zu einer Schädigung der Nierenfunktion führen.

Der Zusammenhang zwischen Bluthochdruck und Kochsalzaufnahme wird dagegen noch immer kontrovers diskutiert. Die Rolle des Natriums bei der Entstehung von Bluthochdruck ist möglicherweise komplexer als bislang vermutet.

Man weiß jedoch inzwischen sicher, dass ein erhöhter Kochsalzkonsum bei manchen Menschen den Blutdruck erhöht (sogenannte kochsalzsensitive Menschen), bei anderen Menschen dagegen nicht (kochsalzresistente Menschen). Naturgemäß sind kochsalzsensitive Menschen denn auch besonders empfänglich für kochsalzbedingten Bluthochdruck. Weiter steht fest, dass bei Bluthochdruckpatienten der Anteil der Kochsalzsensitiven bei der Hälfte liegt, während bei der Normalbevölkerung der Prozentsatz der Kochsalzsensitiven nur bei einem Drittel liegt. Das im Kochsalz enthaltene Natrium bestimmt als dominierendes Kation der extrazellulären Flüssigkeit deren Volumen sowie den osmotischen Druck. Eine erhöhte Natriumaufnahme erhöht das extrazelluläre Volumen und damit den Blutdruck.

Die Gründe für die überhöhte Kochsalzaufnahme sind dagegen vielfältig und wurden zum Teil auch schon angesprochen. Zum einen wird immer weniger zu Hause gekocht, stattdessen stehen Fertiggerichte und Restaurantbesuche auf dem Plan. Weiterhin greifen viele Menschen schon gewohnheitsmäßig zum Salzstreuer, noch ehe sie das Essen überhaupt probiert haben. Nicht vergessen werden darf auch, dass die deutsche Küche traditionell salzreich ist – während in vielen Ländern zum Würzen frische Kräuter verwendet werden, stehen in Deutschland Salz (und Pfeffer) ganz oben auf der Liste der Würzsubstanzen. Hier findet erst allmählich ein Umdenken statt, nach und nach wird hierzulande zum Würzen auch mehr zu Kräutern anstatt zu Salz gegriffen.

Allgemeine Grundlagen für eine lungengesunde Ernährung

Ausgewogene Ernährung mit viel frischem Obst und Gemüse

Warum gerade Obst und Gemüse?

Frisches Obst und Gemüse - Diese Nahrungsmittel spielen aufgrund ihres hohen Vitamin- und Mineralstoffgehalts und aufgrund der sekundären Pflanzeninhaltsstoffe wie Flavonoiden eine ganz wichtige Rolle zur Stärkung des Immunsystems und der Abwehrkräfte des Körpers, sowie in der Gesundheitsprävention allgemein.

Obst und Gemüse enthält wichtige Inhaltsstoffe für unsere Gesundheit

Gemüse und Obst leistet einen ganz wichtigen Beitrag zur Gesunderhaltung unseres Körpers.

Es ist reich an sogenannten sekundären Pflanzeninhaltsstoffen. Diese hochwirksamen Helfer aus der Natur schützen unsere Gesundheit auf vielfältige Weise: So schützen Carotinoide in der Möhre unsere Gesundheit, ebenso Polyphenole in Trauben, Sulfide im Knoblauch und Terpene in Zitrusfrüchten.

Wer regelmäßig diese bioaktiven Stoffe zu sich nimmt, senkt sein Risiko, an Krebs, Diabetes, Herz-Kreislauf-Erkrankungen und auch an simplen Erkältungen zu erkranken.

Neben den sekundären Pflanzeninhaltsstoffen enthält frisches Obst und Gemüse natürlich auch noch jede Menge Vitamine. Die ausreichende Zufuhr von Vitaminen ist deshalb so wichtig, da der Körper diese selbst nicht synthetisieren kann, diese aber lebenswichtige Funktionen übernehmen - so stärken Vitamine unser Immunsystem und sorgen für eine intakte Funktion unseres gesamten Stoffwechsels.

Gemüse und Obst ist auch deshalb als wichtiger Bestandteil unserer Ernährung zu empfehlen, weil es meist nur einen geringen kalorischen Gehalt besitzt. Gleichzeitig enthalten sie aber die so wertvollen Ballaststoffe, die doppelt positiv in Erscheinung treten: Zum einen sorgen Ballaststoffe durch einen Volumenreiz für eine gesunde, natürliche Darmfunktion und Verdauung, zum anderen haben sie eine lang anhaltende Sättigung zur Folge. Und dienen so auf ganz einfache und natürliche Weise der schlanken Linie.

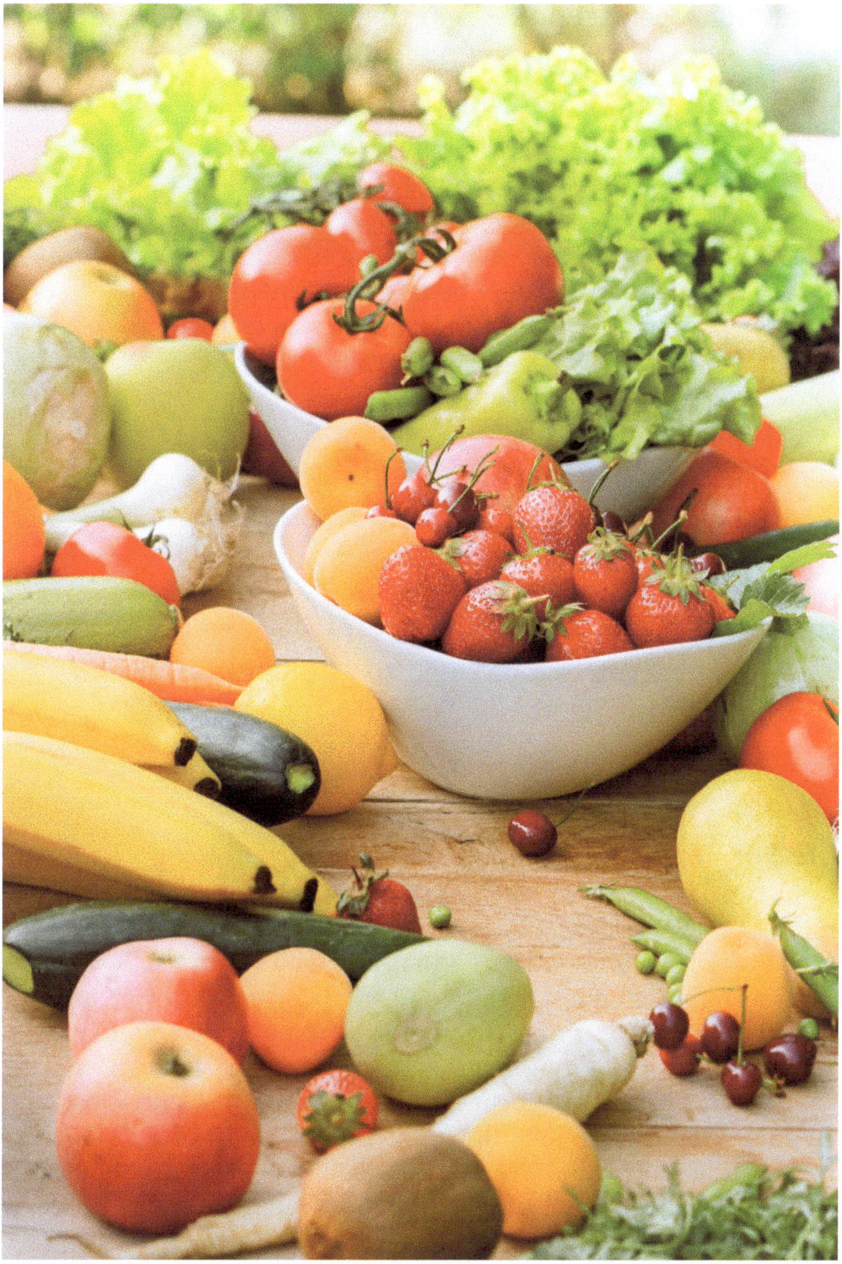

© depositphotos - lola19 - viel Obst und Gemüse essen

Basics für eine gesunde Ernährung

- Essen Sie ausreichend
- Aber meiden Sie XXL-Portionen
- Essen Sie abwechslungsreich
- Benutzen Sie kleine Teller für Ihre Mahlzeiten
- Nehmen Sie sich ausreichend Zeit zum Essen
- Konzentrieren Sie sich beim Essen auf dieses. Unterhalten Sie sich nicht zu viel beim Essen, unterlassen Sie es auch, während des Essens zu lesen oder zu fernsehen
- Planen Sie feste Essenszeiten ein
- Essen Sie in angenehmer Atmosphäre
- Richten Sie Ihre Mahlzeiten ästhetisch an
- Essen Sie mit Genuss und Freude
- Kauen Sie gut – gut gekaut ist halb verdaut
- Essen Sie reichlich Obst und Gemüse
- Bereiten Sie die Nahrung schonend zu
- Reduzieren Sie alkoholische Getränke
- Reduzieren Sie Kaffee und zuckerhaltige Getränke
- Vertrauen Sie auf die Bedürfnisse und den Instinkt Ihres Körpers

Die 5er Regel

Die 5 am Tag-Regel ist spielend leicht in Ihren Alltag zu integrieren. Denn die 5er Regel besagt ganz einfach, dass Sie mindestens fünf Portionen (eine Portion entspricht eine Handvoll) Obst und Gemüse am Tag essen sollten. Dies kann ganz ohne Zwang geschehen, denn die fünf Portionen sind ohne großen Aufwand in die Hauptmahlzeiten einzugliedern. Und auch als kalorienarme Zwischenmahlzeit schmeckt das gesunde Bunt. Denn Obst und Gemüse - möglichst vielfältig zubereitet - versorgt unseren Körper mit wichtigen Inhaltsstoffen - und spielt eine ganz wichtige Rolle in der Prävention ernährungsbedingter Krankheiten.

Gemüse und Obst möglichst frisch kaufen und gleich zubereiten

Der Vitamin- und Mineralstoffgehalt - und damit auch die basenbildende Wirkung - von Obst und Gemüse ist abhängig von der Frische und Qualität der entsprechenden Produkte. Daher ist es ratsam, dass Sie beim Kauf von Obst und Gemüse dessen Frische und Qualität kritisch prüfen. Kaufen Sie Obst und Gemüse je nach Saison, und geben Sie heimischen Produkten den Vorzug. Denn ein unter Umständen wochenlanger Transport von Obst und Gemüse beeinträchtigt dessen Qualität stark, und ist zur Haltbarmachung oft starker chemischer Behandlung ausgesetzt. Und die typischen Wintergemüse wie Grünkohl schmecken in der kalten Jahreszeit einfach am besten.

Und wenn Sie dann noch Obst und Gemüse aus biologischem Anbau in Ihre Einkaufstasche stecken, haben Sie alles richtig gemacht. Denn ökologisch produziertes Obst und Gemüse schont nicht nur unsere Umwelt, sondern enthält auch einen höheren Anteil an Vitaminen und Mineralstoffen, bei gleichzeitig geringerer chemischer Belastung. Im Winter dagegen ist auch Tiefkühlgemüse eine wertvolle Alternative und Abwechslung zum Frischgemüse.

Tierische Eiweiße wie Fleisch, Wurst und Fisch nur in Maßen

Hauptproblem beim tierischen Eiweiß ist neben der Säurebelastung auch das tägliche Zuviel an Eiweiß in Fleisch und Wurst. Während ein erwachsener Mensch täglich 30 bis 60 g Eiweiß (enthalten in einer Portion Fisch oder Fleisch) benötigt, beträgt die tatsächliche Eiweißzufuhr in den westlichen Industrieländern 80 bis 150 g pro Person und Tag. Diese Zahlen bedürfen keiner weiteren Erklärung, ein Großteil der Menschen überschreitet die empfohlene Eiweißmenge bei weitem, nicht wenige leiden sogar unter einer sogenannten „Eiweißmast". Für viele Menschen ist eine Mahlzeit ohne Fleisch unvollkommen, für Beilagen wie Salat und Gemüse ist eher eine Nebenrolle vorgesehen. Abgesehen von ethischen Betrachtungen, mit denen wir durch die heutige Massentierhaltung konfrontiert werden, sowie von Medikamentenrückständen im Fleisch - welche jeder Hausapotheke Paroli bieten könnten - ist die unausweichliche Folge des übermäßigen Fleischverzehrs die gnadenlose Übersäuerung unseres Körpers. Denn Eiweiß aus tierischem Protein wird in Salze der Schwefel- und Phosphorsäure umgewandelt. Schwefel- und Phosphorsäuren sind wiederum starke Säuren, und werden zudem auch sauer verstoffwechselt.

Weiterhin entsteht beim Abbau von Eiweiß Harnsäure, die als Vorreiter bei der Entstehung der Gicht allgemein bekannt ist. Die säurebildende Wirkung variiert bei den einzelnen Fleischsorten übrigens nur gering. Gegen den Genuss von Fleisch in Maßen ist natürlich nichts einzuwenden - nach Möglichkeit sollte man aber Fleisch aus artgerechter und biologischer Landwirtschaft bevorzugen und den Verzehr von Fleisch und Wurst stark einschränken.

Vorgefertigte Nahrung und Fertigprodukte

Der moderne Mensch greift aus scheinbarem Zeitmangel immer mehr zu vorgefertigter Nahrung und Fertigprodukten. Die lecker aussehende Fertignahrung aus Tiefkühltruhen und Regalen ist zwar oft eine Augenweide, hat aber, was den Nährstoffgehalt betrifft, nicht viel zu bieten: Solche Nahrungsmittel werden durch chemische, mechanische oder thermische Verarbeitung stark in ihrer ursprünglichen Zusammensetzung verändert. Immer mehr entfernt sich das verarbeitete Produkt von seinem Ursprung, und in den seltensten Fällen wird es durch die Verarbeitung wertvoller: So werden durch Erhitzen beispielsweise Vitamine, Mineralstoffe oder Ballaststoffe entzogen, was zu einer Mangelversorgung führen kann.

Ausreichend trinken

Auch das Trinkverhalten hat einen Einfluss auf die Lungengesundheit.

Ohne Wasser gibt es bekanntermaßen kein menschliches Leben. Der Mensch kann Wochen ohne Nahrung auskommen und lange Zeit hungern, auf der anderen Seite kann er aber nur wenige Tage ohne Flüssigkeit auskommen. Denn Wasser ist Bestandteil aller Gewebe in unserem Körper. Es dient als Transportmittel für wasserlösliche Stoffe und als Lösungsmittel für fast alle Stoffe in den Zellen. In einem ausgetüftelten System regelt Wasser auch die Temperatur des Körpers, indem es der Körperfläche durch Verdunstung Wärme entzieht. Der Mensch besteht zu ca. 60 % aus Wasser. Männer haben einen etwas höheren Wasseranteil als Frauen, jüngere Menschen einen höheren als ältere.

Ausreichendes Trinken ist eine einfache, aber ganz essenzielle Maßnahme zur Stärkung und zum Erhalt der Gesundheit. Dieses einfache Hausmittel ist zwar allgemein bekannt, ihm wird aber immer noch viel zu wenig Beachtung geschenkt.

Zum einen benötigen die Schleimhäute viel Flüssigkeit, damit sie ausreichend feucht gehalten werden – nur so wird eine optimale Barriere gegen den Eintritt von Krankheitserregern geschaffen.

Gerade im Winter ist es wichtig, viel zu trinken, weil die Schleimhäute durch den ständigen Wechsel von Warm und Kalt – durch abwechselnden Aufenthalt in geheizten Räumen und im Freien – ohnehin stark belastet und beansprucht sind. Gerade zur Vorbeugung von Atemwegserkrankungen – die Eintrittspforte für Viren und Erreger ist der Mund- und Rachenraum sowie die Nase – ist eine ausreichende Befeuchtung (Hydratisierung) der Schleimhäute durch genügendes Trinken unabdinglich.

Weiter sorgt ein angemessener Feuchtigkeitshaushalt des Körpers dafür, dass alle biologischen Funktionen des Stoffwechsels optimal ablaufen können.

Bei idealer Flüssigkeitszufuhr arbeiten alle Organe effizienter, die Selbstreinigungs- und Widerstandskräfte des Körpers steigen. Auf diese Weise kann auch eine gründliche Entgiftung des Körpers in Gang gesetzt werden.

Gerade auch die Nieren werden durch viel Wasser reichlich durchblutet, Krankheitserreger und Stoffwechselprodukte können mühelos ausgeschieden werden. Wird dagegen zu wenig getrunken, wird das Blut dickflüssig - wichtige Nährstoffe und Sauerstoff können nicht mehr schnell genug zu den entsprechenden Organen transportiert werden. Dieser Zustand der Mangelversorgung schwächt und schädigt den Körper.

Ein gesunder Erwachsener sollte täglich etwa 2,5 Liter Flüssigkeit zu sich nehmen - dies bringt den Stoffwechsel auf Trab, die Nierentätigkeit wird angeregt, Abbauprodukte werden ausgeschieden und die Energieverbrennung wird angekurbelt. Gerade was die Entgiftung des Körpers betrifft, ist ausreichendes Trinken von enormer Wichtigkeit.

Die empfohlene Flüssigkeitsmenge von etwa 2,5 Liter Flüssigkeit wird jedoch tatsächlich oft drastisch unterschritten. Denn Durst tritt als Warnsignal unseres Körpers erst dann auf, wenn schon ein eklatanter Flüssigkeitsmangel vorliegt. Wer zu wenig trinkt, läuft Gefahr, an Kreislaufproblemen, Schwindel, Müdigkeit und Erschöpfungszuständen zu leiden. Weiter laufen bei ungenügender Flüssigkeitszufuhr sämtliche Stoffwechselprozesse nicht mehr optimal ab, was wiederum mit zunehmender Verschlackung einhergehen kann.

Um wirklich auf die benötigte Flüssigkeitsmenge zu kommen, messen Sie sich die Getränke am besten schon morgens ab und trinken diese über den Tag verteilt. Nur so gehen Sie sicher, dass Sie wirklich die geforderte Flüssigkeitsmenge zu sich nehmen.

Wichtig ist eine gleichmäßige Verteilung der Flüssigkeitsaufnahme über den ganzen Tag. Denn beim Versuch, die gesamte Flüssigkeit auf einmal aufzunehmen, wird zu viel Flüssigkeit mit dem Urin ausgeschieden.

Als Getränke sollten vorzugsweise Wasser und Tee gewählt werden. In der kalten Jahreszeit schmecken auch besonders Früchte- und Kräutertees, bspw. Hagebutten-, Hibiskus- und Rooibostee – hier wird der Körper nicht nur mit wohltuender, wärmender Flüssigkeit versorgt, sondern zusätzlich mit Vitaminen und sekundären Pflanzeninhaltsstoffen.

Morgens bietet es sich an, direkt nach dem Aufstehen ein Glas lauwarmes Wasser mit dem Saft einer frisch gepressten Zitrone zu trinken. Auf diese Weise wird gleich zu Beginn des Tages der Stoffwechsel in Schwung gebracht, die Zitrone sorgt zusätzlich für Vitamine und für eine basische Wirkung. Weiter empfiehlt es sich, eine halbe Stunde vor jeder Mahlzeit ein Glas Wasser zu trinken und auch zwischendurch im Verlauf des Tages. Das bringt den Stoffwechsel auf Trab, die Nieren- und die Lebertätigkeit wird angeregt, Abbauprodukte werden ausgeschieden und die Energieverbrennung wird angekurbelt.

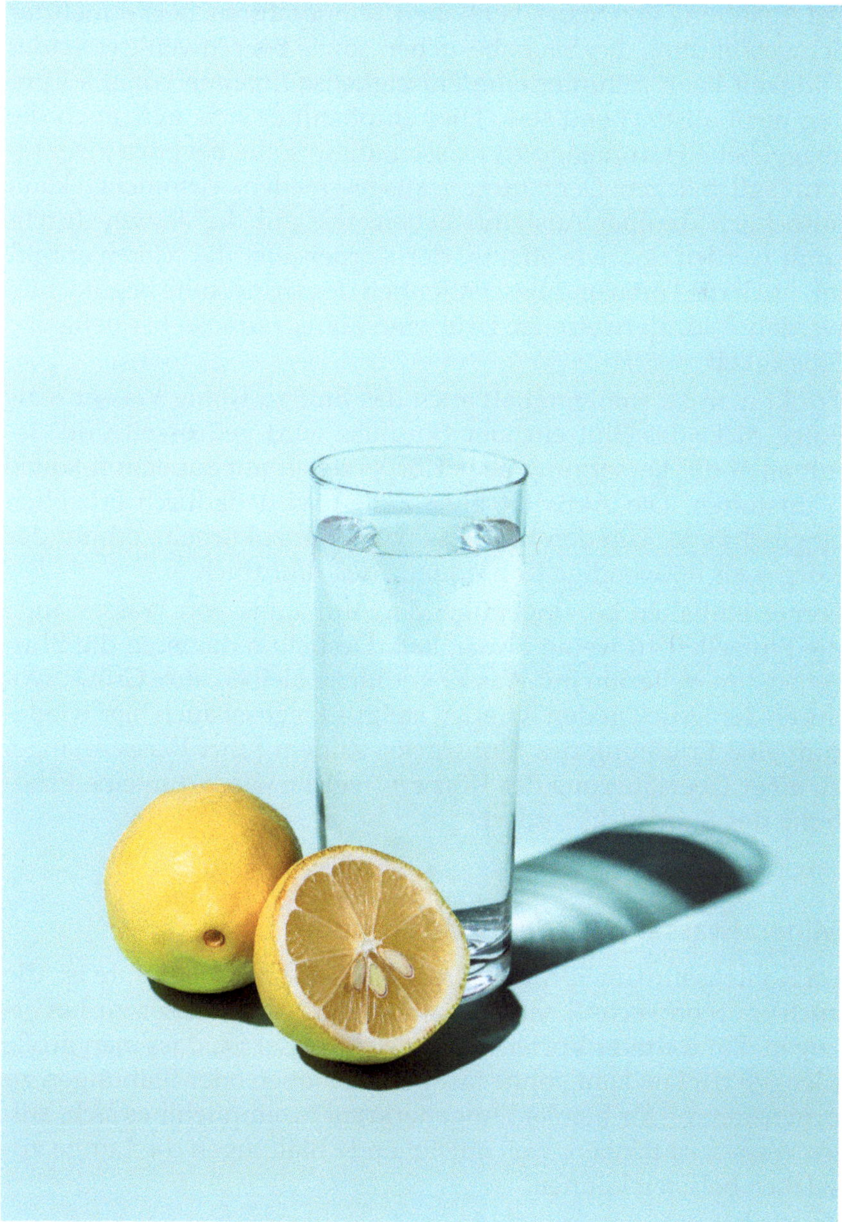

© depositphotos - VadimVasenim

Ein Glas Wasser mit Zitrone am Morgen

Bei Ausübung von Sport, bei hohen Temperaturen, bei vermehrter Schweißbildung, bei Saunabesuchen sowie bei schweißtreibender Tätigkeit kann mitunter eine Flüssigkeitsaufnahme von 2,5 l pro Tag nicht ausreichend sein. Hier empfiehlt es sich, evtl. auch die abgegebene Harnmenge zu messen, diese sollte bei etwa zwei Litern täglich liegen. Denn nur die ausgeschiedene Urinmenge kann tatsächlich darüber Auskunft geben, wie gut die Nieren durchspült werden und wie effektiv der Körper über die Nieren entgiftet. Auch die Farbe und Beschaffenheit des Urins sollte begutachtet werden – idealerweise ist Urin eine klare, farblose bis hellgelbe Flüssigkeit.

Trinkt man zu wenig, erhält auch das Blut zu wenig Wasser – als Folge dickt das Blut ein, der Blutfluss wird gedrosselt und damit auch die Versorgung aller Körperzellen mit Sauerstoff sowie Nährstoffen. Die Aktivität aller Zellen wird dadurch erheblich eingeschränkt. Um den Blutfluss wieder anzukurbeln, erhöht der Körper als notwendige Konsequenz den Blutdruck.

Ferner enthalten bei ungenügender Aufnahme von Wasser auch die Blutzellen zu wenig Flüssigkeit. Deshalb reduzieren die Blutzellen, um weiterhin mit Wasser gefüllt zu bleiben, ihre Größe, wodurch der Druck in den Arterien steigt – Folge ist auch hier wiederum eine Erhöhung des Blutdrucks. Zudem führt Wassermangel zu einer Übersäuerung des Körpers, welche wiederum eine Erhöhung des Blutdrucks fördert.

Mineralwasser mit oder ohne Sprudel?

Da Kohlensäure im Sprudelwasser eine anorganische Säure ist, die auch im Stoffwechsel säuernd wirkt, ist stilles Wasser zu bevorzugen. Ein weiterer Vorteil vom stillen Wasser ist, dass man große Mengen trinken kann, ohne lästiges Aufstoßen oder Blähungen zu provozieren – für bereits Lungenerkrankte, empfiehlt es sich, stilles Wasser zu trinken, weil entstehende Blähungen die Lunge zusätzlich belasten können.

Wieviel Flüssigkeit soll bei bereits bestehenden Lungenerkrankungen getrunken werden?

Bei bereits bestehenden Lungenerkrankungen – v. a. beim Vorliegen von COPD – kann ein Zuviel an Flüssigkeit die Lunge belasten, da der Druck in den Blutgefäßen und in der Lunge erhöht wird. In diesen Fällen wird empfohlen – nach Rücksprache mit dem behandelnden Arzt – täglich zwischen 1,5 und 2 Liter Flüssigkeit zu sich zu nehmen. Zur Wahl stehen stilles Mineralwasser, ungesüßter Tee oder verdünnte Fruchtsäfte.

Die empfohlene Flüssigkeitsmenge sollte eingehalten werden, da eine unzureichende Flüssigkeitszufuhr zu einer Austrocknung des Körpers führen kann. Hierdurch können bspw. Asthmaanfälle ausgelöst werden.

Bei produktivem Husten – d. h. bei Husten mit Schleimbildung – wird zähflüssiger Schleim dünner und kann leichter abgehustet werden.

Bewährte Heilpflanzentees bei Erkrankungen der Atemwege

Bei akuter oder chronischer Bronchitis können folgende Heilpflanzentees empfohlen werden. Hierbei ist zu unterscheiden zwischen produktivem Husten mit Schleimbildung (hier hilft Spitzwegerichtee, Primeltee und Wollblumentee), bei trockenem Husten ohne Schleimproduktion hilft Eibischtee. Auch Spitzwegerichtee, Primeltee und Wollblumentee können bei trockenem Husten helfen.

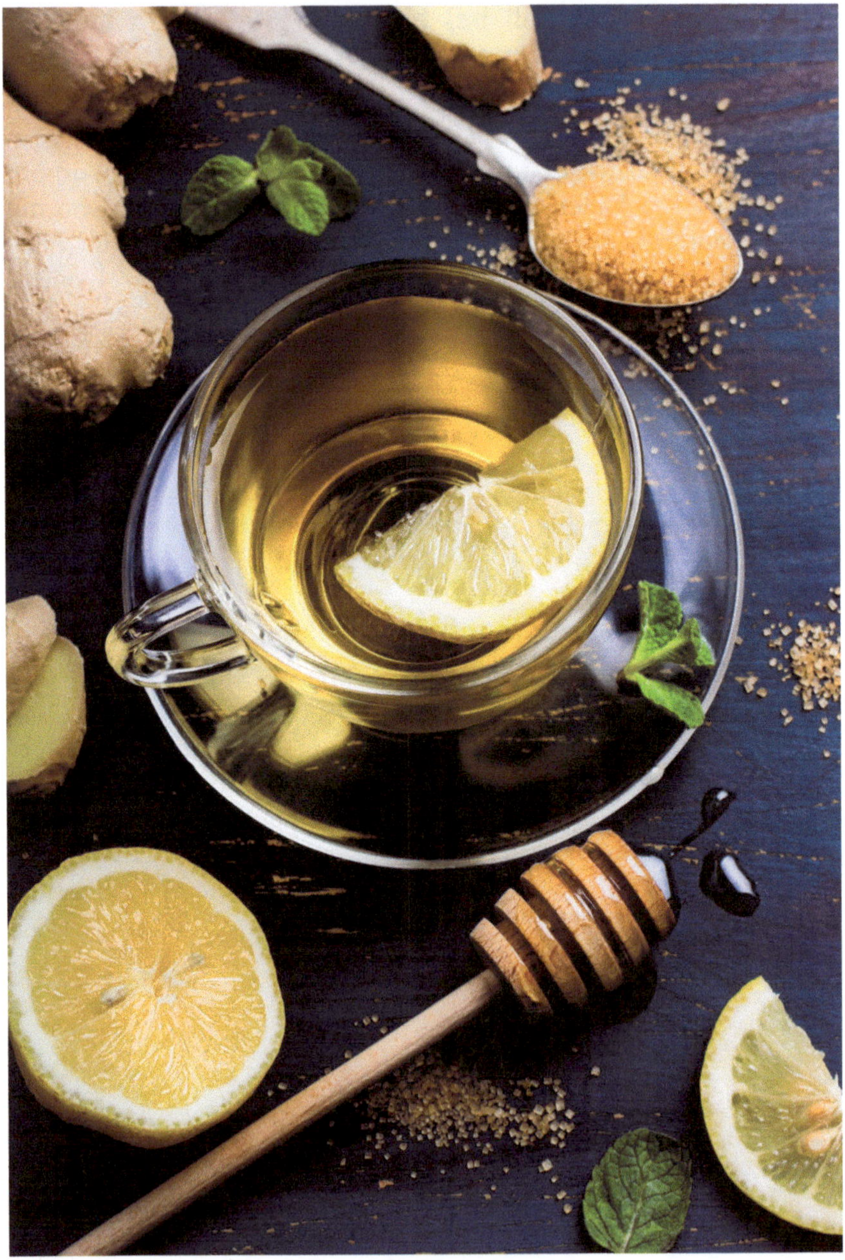

© depositphotos - Anna_Shepulova - Ingwertee mit Zitrone

Spitzwegerich

Spitzwegerich (**lat. Plantago lanceolata**) gehört zur Familie der Wegerichgewächse (**lat. Plantaginaceae**). Herkunft ist das gesamte Europa, ferner Nord- und Mittelasien. Spitzwegerich wächst häufig an Feldrändern, Wiesen, Weiden und an Wegen.

Arzneilich werden die Blätter vom Spitzwegerich verwendet, die von Juni bis September gesammelt werden.

Inhaltsstoffe

- Iridoidglykoside (u. a. Aucubin, Catalpol)
- Schleimstoffe
- Gerbstoffe

Anwendungsgebiete

- Katarrhe der Luftwege (Reizlinderung durch im Spitzwegerich enthaltene Schleimstoffe).
- Entzündungen des Mund- und Rachenraums.

Zubereitung von Spitzwegerichtee

Zwei Teelöffel (2-4 g) Spitzwegerichblätter werden mit heißem Wasser (ca. 150 ml) übergossen und nach etwa 10 Minuten durch ein Teesieb gegeben. 3-4 Mal täglich wird eine Tasse frisch bereiteter Tee getrunken.

Primel

Stammpflanzen für die Primelwurzel sind die Echte Schlüsselblume und die Hohe Schlüsselblume (***lat. Primula veris bzw. Primula elatior***). Die Primel wächst in Europa sowie in Zentral- und Vorderasien. Sie ist kalkliebend, wächst auf Halbtrockenrasen, Wiesen, an Böschungen, weiter auf Weiden und in Wäldern. Der Name Schlüsselblume rührt daher, da die schmalen, langen Blüten nebeneinander stehen wie ein Schlüsselbund, der den Schlüsselbund des Petrus symbolisiert. Arzneilich wird die Wurzel der Echten Schlüsselblume und der Hohen Schlüsselblume verwendet, Sammelzeit ist von März und Oktober.

Inhaltsstoffe

- Triterpensaponine
- Glykoside

Anwendungsgebiete

- Bronchitis, Katarrhe der Atemwege, Verschleimungen der Bronchien.
- Aufgrund des Gehaltes an Saponinen wirkt die Primelwurzel als sekretomotorisches (verstärkt den Abtransport von Schleim) und sekretolytisches (fördert die Bildung von Schleim) Expektorans (der Auswurf von Bronchialsekret wird gefördert).

Zubereitung von Primelwurzeltee

0,2-0,5 g Primelwurzel werden mit kaltem Wasser angesetzt, zum Sieden erhitzt und 5 min lang stehen gelassen. Anschließend abseihen. Mehrmals täglich eine Tasse Tee trinken.

Wollblumen

Stammpflanzen sind die Großblumige Königskerze und die Gemeine Königskerze (**lat. Verbascum densiflorum und Verbascum phlomoides**). Wollblumen gehören zur Familie der Rachenblütler (**lat. Scrophulariaceae**).

Wollblumen sind heimisch in Mittel-, Ost- und Südeuropa, Kleinasien, Nordafrika und Äthiopien. Die Blume wächst an sonnigen Hängen, auf Ödland, Flussschotter und auf Felsen.

Arzneilich werden die Blüten der Großblumigen Königskerze und der Gemeinen Königskerze verwendet, die von Juni bis September gesammelt werden.

Inhaltsstoffe

- Schleimstoffe
- Iridoide
- Saponine
- Flavonoide

Anwendungsgebiete

Husten, wobei sich die reizmildernde Wirkung der Schleime und die expektorierende Wirkung der Saponine ergänzen.

Zubereitung von Wollblumentee

1,5-2 g Wollblumen werden mit heißem Wasser (ca. 150 ml) übergossen und nach etwa 10 Minuten durch ein Teesieb gegeben. 3-4 Mal täglich wird eine Tasse frisch bereiteter Tee getrunken.

Eibisch

Der Echte Eibisch (**lat. Althaea officinalis**) gehört zur Familie der Malvengewächse (**lat. Malvaceae**). Die Pflanze ist in ganz Europa und Westasien heimisch. Der Echte Eibisch kommt besonders auf salz- und kalkhaltigen Böden vor, man findet ihn aber auch auf feuchten Wiesen, im Ufergebüsch und auf Viehweiden.
Arzneilich werden die Blätter vom Echten Eibisch verwendet, die im Juli und August geerntet werden.

Inhaltsstoffe

- Schleimstoffe (der Gehalt ist in Blättern, die kurz vor der Blüte geerntet werden, am höchsten)
- Stärke
- Zucker
- Pektin

Anwendungsgebiete

- Antitussivum (Hustenstiller) bei Reizhusten.
- Zur Reizlinderung bei Schleimhautentzündungen im Mund- und Rachenraum.
- Schleimhautentzündungen im Magen- und Darmbereich.

Zubereitung von Eibischblättertee

Ein Teelöffel (1 bis 2 g) Eibischblätter wird mit heißem Wasser (ca. 150 ml) übergossen und nach etwa 10 Minuten durch ein Teesieb gegeben. Mehrmals täglich wird eine Tasse frisch bereiteter Tee getrunken.

Übergewicht abbauen

Wie wir bereits im Kapitel **„Lungenfreundliche Ernährung“** gelesen haben, kann Übergewicht Atemprobleme auslösen und verstärken, da der Lungenkreislauf und das Herz-Kreislaufsystem beschwerliche Mehrarbeit leisten müssen. Häufig wird hierdurch zusätzlich ein Teufelskreis aus Übergewicht, Bewegungsmangel, Lungenerkrankungen und Herz-Kreislauf-Erkrankungen eingeläutet – die einzelnen Komponenten stehen in direktem Zusammenhang miteinander und verstärken sich in unheilvoller Allianz.

Weiter kann es beim Vorliegen von zu viel Bauchfett - aufgrund einer Volumenverdrängung durch die üppige Körpermasse - zu einem Zwerchfellhochstand kommen. Infolgedessen kommt es zu einer reduzierten Lungenfunktion und einem eingeschränkten Lungenvolumen, der Lunge fehlt schlichtweg der Raum zum Atmen. Zum anderen schränkt überschüssiges Bauchfett den Raum für die Lungenausdehnung bei der Einatmung mechanisch ein, die gesamten Atemwege stehen sozusagen ***„unter Druck“*** und werden eingeengt.

Durch die behinderte Lungenfunktion wird die Atmung automatisch flacher. So leiden Übergewichtige häufig an Kurzatmigkeit, ihre Atemzüge sind kurz und schnell, wodurch die Lunge nicht mehr vollständig mit Luft gefüllt werden kann, infolgedessen steigt der Sauerstoffverbrauch.

Durch vom Bauchfett freigesetzte schädliche Botenstoffe können zusätzlich entzündliche Prozesse in der Lunge entstehen. – Lungengewebe kann geschädigt werden sowie die Atemwege verengt werden.

Nicht zu unterschätzen ist auch, dass durch die eingeschränkte Lungenfunktion und das Übergewicht jede Form von Bewegung zum Spießrutenlauf werden kann und infolgedessen die nötige Bewegung mehr und mehr vernachlässigt wird. Ein Teufelskreis entsteht, indem sich die Komponenten Übergewicht – Lungenschädigung – Atemnot – Bewegungsmangel – gegenseitig verstärken.

Regelmäßig Händewaschen

Viele Infektionskrankheiten werden über die Hände übertragen. Dazu gehören bspw. Erkrankungen wie Magen-Darm-Infektionen, grippale Infekte und Erkältungskrankheiten. Händewaschen ist eine einfache und wirksame Maßnahme, die vor einer Ansteckung schützen kann.

Wenn Sie sich regelmäßig und gründlich die Hände waschen, schützen Sie sich und andere vor der Ansteckung mit diversen Krankheitserregern. So senkt vorschriftsmäßiges Händewaschen die Anzahl der Keime an den Händen auf ein Minimum. Damit verringert sich das Risiko, dass Erreger beispielsweise mit den Fingern über die Schleimhäute von Mund, Nase oder Augen in den Körper gelangen und dort schlimmstenfalls schweren Schaden anrichten. Denn im Alltag greifen wir uns völlig unbewusst viele Male ins Gesicht – so greifen wir uns bis ca. 15 Mal täglich an die Nase, reiben die Augen und fassen uns an den Mund.

Weiter werden bei gründliches Händewaschen die Krankheitserreger nicht durch Händeschütteln, Umarmen, Berühren von Gegenständen usw. an Familienmitglieder, Kollegen oder Freunde weitergereicht.

Händewaschen klingt einfach – richtiges Händewaschen erfordert aber entsprechende Sorgfalt und eine gezielte Vorgehensweise.

Da die Mehrheit der Menschen ihre Hände nicht richtig wäscht – meist wird zu kurz gewaschen und nicht alle Schritte eingehalten, zudem werden beim Händewaschen die Daumen, Fingerspitzen und Handrücken vernachlässigt – wird im Folgenden das richtige Händewaschen beschrieben.

So werden die Hände richtig gewaschen

- Halten Sie die Hände zunächst unter fließendes Wasser. Die Temperatur sollte angenehm sein, also weder kalt noch zu heiß.
- Seifen Sie die Hände an allen Stellen gründlich ein.
- Reiben Sie zunächst die Handinnenflächen mit Seife gegeneinander.
- Seifen Sie dann die Handrücken gründlich ein.
- Nun werden die Fingerzwischenräume ineinander gehakt und mit Seife gerieben.
- Danach werden die Fingerkuppen mit jeweils der anderen Hand gewaschen.
- Dann wird jeder Daumen mit der jeweils anderen Hand gewaschen.
- Zum Schluss werden die Handgelenke mit der jeweils anderen Hand gewaschen.
- Die Hände werden mit fließendem Wasser gründlich abgespült.
- Das gründliche Händewaschen dauert zwanzig bis dreißig Sekunden.
- Am Ende werden die Hände mit einem sauberen Tuch (Einmalbenutzung) gründlich abgetrocknet. Vergessen Sie hierbei die Fingerzwischenräume nicht.
- Zum Schließen des Wasserhahns verwenden Sie insbesondere in öffentlichen Toiletten oder in Waschräumen, die von mehreren Personen genutzt werden, ein Einweghandtuch.
- Die Dauer des Händewaschens ist nur ein Richtwert und kann bei stark verschmutzten Händen länger sein.
- Antimikrobielle Seifen werden im Privathaushalt normalerweise nicht benötigt – es sei denn, im Haushalt befinden sich schwer erkrankte oder stark infektiöse Mitglieder.

- Das gründliche Abtrocknen der Hände ist nötig, da Erreger wie Viren und Bakterien üblicherweise in feuchtem Milieu besser überleben und sich vermehren können. Außerdem entfernt das Abtrocknen der Hände mit einem Tuch evtl. noch vorhandene Keime.
- Durch falsches oder zu häufiges, unnötiges Händewaschen sowie durch Händewaschen bei zu hohen Wassertemperaturen bzw. mit aggressiven Reinigungsmitteln wird die Haut strapaziert und geschädigt. Der schützende Säureschutzmantel und die natürliche Fettschicht der Haut werden in Mitleidenschaft gezogen – eine geschädigte und irritierte Haut ist wiederum empfänglicher für Viren und Bakterien.
- Bevorzugen Sie deshalb milde Waschsubstanzen und cremen insbesondere abends vor dem Zubettgehen die Hände mit einer guten Handcreme ein.

Hände richtig waschen
Schützen Sie sich und Andere vor Infektionen

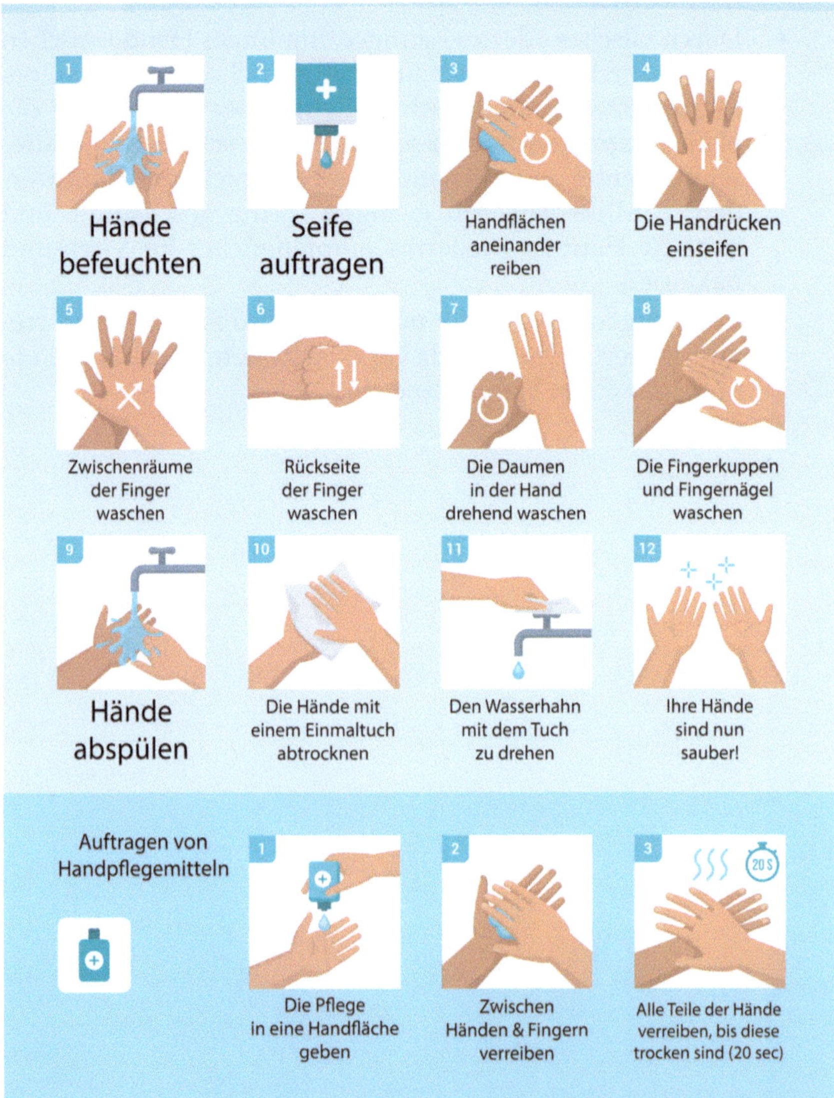

Richtige Händedesinfektion

„Hygienische Hände" - Voraussetzungen

Die Voraussetzungen für ***„hygienische Hände"*** – gerade wenn man beruflich oder privat häufig entsprechenden Krankheitserregern ausgesetzt ist – sind gepflegte Hände. D. h., die Fingernägel sollten kurz geschnitten und nicht lackiert sein. Auch das Tragen künstlicher Fingernägel ist in diesen Fällen nicht angebracht. Ferner sollten aus hygienischen Gründen keine Ringe, Armbänder, Armbanduhren oder Piercings getragen werden – gerade an diesen Stellen können sich Keime gut verstecken und werden infolgedessen bei der Händedesinfektion nicht erfasst. Das Tragen von Einmalhandschuhen stellt keine Alternative zum Desinfizieren der Hände dar, weil das Material winzige Risse haben könnte. Ferner könnte beim Ausziehen der Handschuhe eine Kontamination der Hände stattfinden, zudem bildet sich unter den Handschuhen ein feuchtes, unvorteilhaftes Milieu, das sich nachteilig auf die Hautbeschaffenheit der Hände auswirkt.

Durchführung der Händedesinfektion

Es ist wichtig, dass während der gesamten vorgeschriebenen Einwirkungszeit alle Bereiche der Hände (evtl. auch die Unterarme) ausreichend vom entsprechenden Desinfektionsmittel benetzt werden. Halten Sie dazu eine Hand unter den Desinfektionsspender und betätigen Sie diesen zwei- bis dreimal, um etwa drei Milliliter Desinfektionsmittel zu erhalten. Zum Betätigen des Desinfektionsspenders wird der Ellbogen oder ein Papier benutzt.

Stark verschmutzte Hände sollten vor dem Desinfizieren zunächst gründlich mit Seife gewaschen werden.

Anleitung zur Händedesinfektion

Die korrekte Desinfektion der Hände dauert mindestens dreißig Sekunden.

Jeder der einzelnen Schritte dauert mindestens fünf Sekunden.

Zunächst reibt man die Innenflächen der Hände mit dem Desinfektionsmittel ein, wobei die eine Handfläche mit kreisenden Bewegungen die andere einreibt. Auch die Handgelenke sind in die Desinfektion miteinzubeziehen.

Danach reibt man mit der rechten Handfläche das Desinfektionsmittel über den linken Handrücken – und umgekehrt.

Nun greifen die gespreizten Finger ineinander, um auch in den Raum zwischen den Fingern zu gelangen.
Jetzt sind die Fingeroberseiten auf der jeweils gegenüberliegenden Handfläche an der Reihe.

Dann kreist der rechte Daumen in der geschlossenen linken Handfläche und umgekehrt.

Zum Schluss werden die Fingerkuppen der rechten Hand in der linken Handinnenfläche kreisend gerieben und umgekehrt.

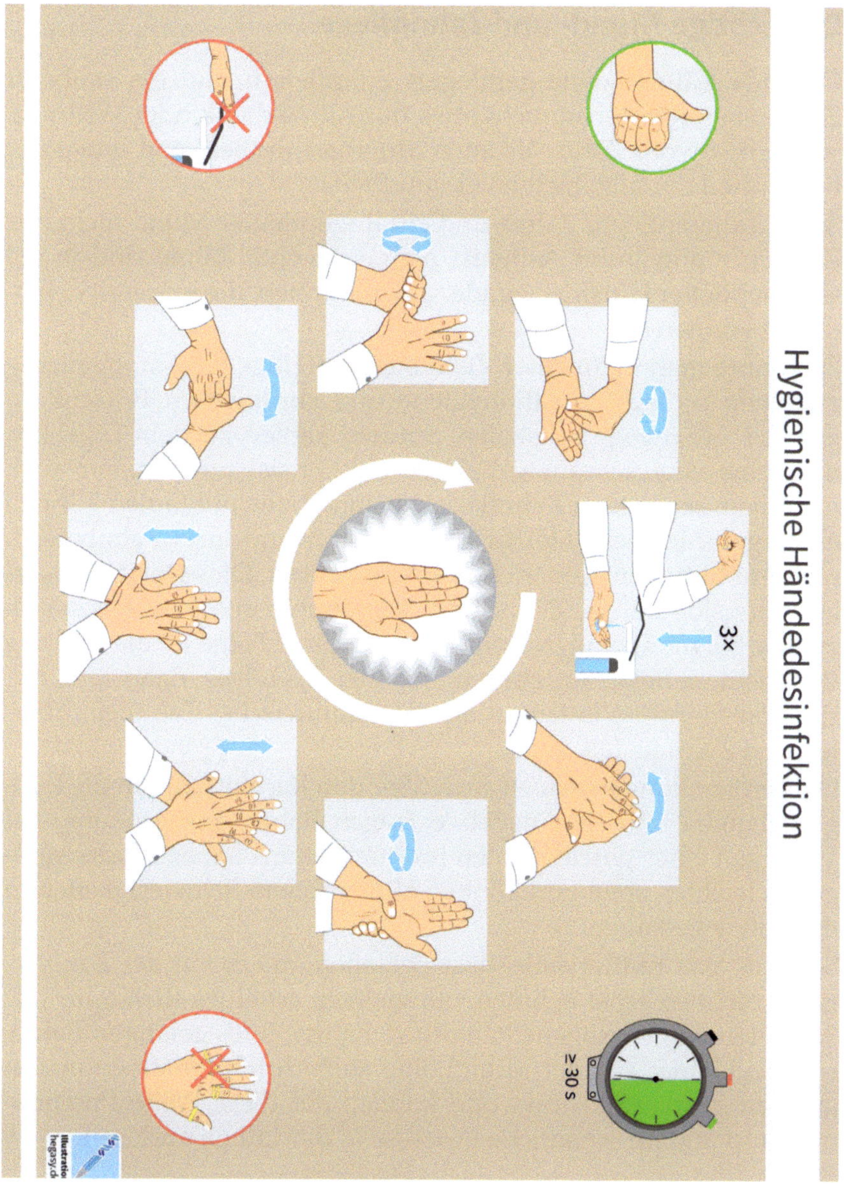

Händedesinfektion angelehnt an DIN EN 1500

Die richtige Mund- und Zahnpflege

Gesunde Zähne sowie gepflegtes Zahnfleisch und ein sauberer Zungenbereich stehen nicht etwa nur für Ästhetik oder Wellness, sondern sowohl Zahn- als auch Mundgesundheit sind integraler Bestandteil der allgemeinen Gesundheit.

So sind ungepflegte Zähne und ein ungepflegter Mund nicht nur Zeichen mangelnder Ästhetik, nein, schlechte Zähne sind in gesundheitlicher Hinsicht geradezu Zeitbomben, die jederzeit explodieren können.

So konnte man in jüngerer Zeit einen auffälligen Zusammenhang zwischen schlechter Zahnhygiene und chronischen Erkrankungen der Atemwege feststellen. Studien kamen zu dem Ergebnis, dass eine eingeschränkte Lungenfunktionsleistung immer auch mit einem schlechten Zahnfleischzustand bzw. mit faulen Zähnen einhergeht. Ursache hierfür ist, dass im Mund- und Zahnbereich mehrere Billionen Bakterien angesiedelt sind. Diese bevölkern erbarmungslos Zunge, Zähne und Mundhöhle und vermehren sich massiv bei mangelnder Mundhygiene. Erste Folge ist die Bildung von dichtem Belag auf Zahn und Zunge. Es folgen Zahnstein, Karies, Parodontitis, Entzündung des Zahnfleischs, Zahnfleischbluten und Zahnausfall.

Die Erreger können jedoch auch über den Rachenraum in die Lunge gelangen und dort negative Folgen haben. Insbesondere bei Vorliegen eines geschwächten Immunsystems haben Eindringlinge ein leichtes Spiel und können ohne größere Schwierigkeiten in die Lunge gelangen.

So weiß man mittlerweile, dass Personen, die es mit der Zahnhygiene nicht so ernst nehmen, ein vielfach erhöhtes Risiko für das Auftreten einer Lungenentzündung haben. Evtl. gelangen Bakterien und Viren aus der Mundhöhle auch durch Einatmen in den unteren Respirationstrakt und können auf diese Weise Pneumonien und andere schädliche Prozesse in der Lunge auslösen.

Auch ist seit einigen Jahren bekannt, dass Menschen mit Parodontitis später häufiger an COPD erkranken. Grund hierfür sind unheilbringende Bakterien, die für die Parodontitis verantwortlich sind. Diese besonders aggressiven Bakterienkomplexe lösen nicht nur Entzündungen im Zahnfleisch aus, sondern sie werden auch in den Blutkreislauf geschwemmt und von dort in die Lunge transportiert, wo sie dann in zerstörerischer Weise tätig werden können. Auf diese Weise breiten sich die Bakterien von Entzündungsherden im Mundbereich in weitere Körperbereiche – z. B. in die Lunge – aus, wo sie ebenfalls Entzündungsreaktionen auslösen können.

Eine entsprechende Mund- und Zahnhygiene mit regelmäßigen Besuchen beim Zahnarzt, Prophylaxebehandlungen sowie täglicher gründlicher Zahn- und Mundpflege kann also helfen, Lungenerkrankungen vorzubeugen bzw. deren Verschlechterung zu verhindern. Eine sorgfältige Zahnpflege beinhaltet mindestens zweimal tägliches, mehrminütiges Zähneputzen von rot nach weiß (also vom Zahnfleisch zu den Zähnen hin).

Vorzugsweise sollte eine elektrische Zahnbürste verwendet werden, zusätzlich sollten die Zahnzwischenräume durch tägliches Benutzen von Zahnseide gereinigt werden. Mindestens zweimal jährlich sollte zudem ein Zahnarzt zur professionellen Zahnreinigung aufgesucht werden. Zudem sollte täglich die Zunge mittels eines Zungenschabers gereinigt werden, außerdem sollten regelmäßig Ölziehkuren durchgeführt werden (siehe unten).

An jedem Zahn hängt immer auch ein ganzer Mensch (Paracelsus)

Man geht in der Alternativmedizin davon aus, dass viele akute oder chronische Erkrankungen durch Störfelder an den Zähnen/ am Kiefer/ im Mundbereich ausgelöst werden. Das bedeutet, dass Erkrankungen der Zähne nicht lokal auf diese beschränkt bleiben müssen, sondern Schaden an anderen Organen sowie im gesamten Organismus ausrichten können – umgekehrt können die Ursachen für diverse Zahnprobleme aber auch in gänzlich anderen Bereichen des Körpers zu finden sein.

So können kranke Zähne ***„mundfremde“*** Erkrankungen auslösen – umgekehrt können aber auch Krankheiten an bestimmten Organen zu Schäden an den korrespondierenden Zähnen führen. Man geht hierbei davon aus, dass jedem Zahn ein bestimmtes Organ zugeordnet ist, mit dem es in wechselseitiger Beziehung steht.

Die wechselseitige Beziehung von Zähnen und Organen kann man folgendermaßen erklären: Zum einen gelangen Gifte und andere Schadstoffe von den Zähnen und dem Zahnfleisch über die Lymphe und die Blutbahn in den Körper. Weiter wird durch kranke Zähne/kranke Organe die Balance, das natürliche Gleichgewicht im Körper, geschwächt, woraufhin Schäden an den korrespondierenden Stellen im Körper entstehen können.

Als Störfelder im Zahn-/Mundbereich erweisen sich insbesondere entzündete/eitrige Zähne, Parodontitis, wurzelbehandelte Zähne, unbehandelte Zahnfleischtaschen sowie Störungen des Bisses und der Kiefergelenke. Erkrankungen der Zähne sind übrigens einige der häufigsten Störfelder im Körper, welche Fern-Erkrankungen an anderen Organen auslösen können – trotzdem werden diese Störfelder viel zu selten diagnostiziert und infolgedessen auch nicht behandelt.

Umso wichtiger ist die gründliche Pflege der Zähne/des Zahnfleischs sowie des gesamten Mundbereichs – diese Pflege liegt zum großen Teil in der Verantwortung des einzelnen Menschen. Mittels Ölkuren und anderen Maßnahmen wie der Zungenreinigung kann man neben dem täglichen Zähneputzen viel Gutes für seine Zähne/den Mundbereich und damit auch für die Gesunderhaltung des ganzen Körpers tun.

Die Zungenreinigung

Aufgrund der wichtigen Stellung der Zunge ist eine gründliche Reinigung derselben unerlässlich. Da die Zunge ein wichtiges Entgiftungsorgan ist, sammeln sich aufgrund von Entgiftungs- und Ausscheidungsprozessen gerade über Nacht zahlreiche Beläge sowie Schlacken und Gifte an, die es zu entfernen gilt. Durch reinigende Maßnahmen werden Gifte, schädliche Keime, Stoffwechselendprodukte sowie Essensreste entfernt. Gerade nicht vollständig entfernte Essensreste bilden einen idealen Nährboden für Keime aller Art, weshalb eine ausreichende Säuberung der Zunge umso wichtiger ist. Weiter schützt die Entfernung von Belägen auf der Zunge vor Parodontitis und Entzündungen der Mundschleimhaut. Das Immunsystem wird durch das Beseitigen der Beläge gestärkt, die Entgiftungsfunktion des Körpers wird verbessert. Übelriechender Mundgeruch wird durch die gründliche Entfernung von Fäulnisbakterien beseitigt, das Geschmacksempfinden verbessert sich hingegen.

Bei der Zungenreinigung schabt man die Zunge mehrfach vom hinteren Gaumenbereich bis zur Zunge ab. Bevorzugt sollte man einen Zungenschaber aus Silber verwenden, zu vermeiden sind dagegen Zungenreiniger aus Plastik.

Wie funktioniert Ölziehen?

Im Folgenden wird die Abfolge des Rituals des Ölziehens Schritt für Schritt erklärt. Der optimale Zeitpunkt zum Ölziehen ist der frühe Morgen nach dem Aufstehen – denn über Nacht ist die Entgiftungsleistung des Körpers am effektivsten.

Schritt 1: Die Zungenreinigung

Dem Ölziehen sollte stets eine gründliche Zungenreinigung vorangehen.

Schon früh am Morgen sollte man die Zunge zunächst mit einem Zungenschaber reinigen, um die Zunge von Abfallprodukten, Bakterien, Viren, Schadstoffen und anderen Belägen zu reinigen. Die allmorgendliche Zungenreinigung schützt vor Erkältungen, schenkt frischen Atem und verbessert die Funktion der Geschmacksknospen der Zunge.

Bei der Zungenreinigung schabt man die Zunge mehrfach vom hinteren Gaumenbereich bis zur Zunge ab. Zu vermeiden sind Zungenreiniger aus Plastik, bevorzugt sollte man einen Zungenschaber aus Silber verwenden.

Schritt 2: Das Ölziehen – Vorbereitung

Das Ölziehen sollte direkt nach der Zungenreinigung erfolgen. Vor der Anwendung sollte man nichts essen und trinken.

Für die Anwendung stehen verschiedene Öle zur Verfügung – bevorzugt sollte biologisches Sesamöl oder biologisches Kokosöl gewählt werden.

Man nimmt üblicherweise einen Esslöffel des jeweiligen Öls. Nehmen Sie sich besonders für die ersten Anwendungen viel Zeit.

Schritt 3: Durchführung des Ölziehens

Das Öl wird nun für zwei bis drei Minuten im Mund belassen, wobei es im Mundraum gesaugt, gespült, gekaut und geschlürft wird und auch zwischen die Zähne gezogen wird.

Das Öl sollte hierbei immer von einer Backenseite zur anderen bewegt werden und anschließend wieder durch die Zähne zurückgesaugt werden. Auf keinen Fall darf mit dem Öl gegurgelt werden noch darf dieses geschluckt werden. – in diesem Fall würden die im Öl gelösten Toxine, Krankheitserreger und weitere Schadstoffe wieder zurück in den Organismus fließen.

Bei der Durchführung des Ölziehens sollte man den Kopf leicht nach vorne über das Waschbecken beugen. Der Kopf sollte dagegen nicht in den Nacken gelegt werden, um ein versehentliches Verschlucken des Öls zu vermeiden.

Nach der Anwendung spuckt man das Öl aus, bevorzugt in ein Papiertaschentuch, welches man dann im Hausmüll entsorgt.

Schritt 4: Zähne putzen

Als Abschluss der Ölziehbehandlung werden die Zähne gründlich geputzt, vorzugsweise mit einer ayurvedischen Zahncreme. Der Putzvorgang sollte mehrere Minuten dauern und es sollte von rot nach weiß (also vom Zahnfleisch zu den Zähnen hin) geputzt werden. Vorzugsweise sollte eine elektrische Zahnbürste verwendet werden, zusätzlich sollten die Zahnzwischenräume durch tägliches Benutzen von Zahnseide gereinigt werden. Mindestens zweimal jährlich sollte zudem ein Zahnarzt zur professionellen Zahnreinigung aufgesucht werden.

Weiterführende Informationen zum Ölziehen und anderen ayurvedischen Entgiftungsbehandlungen sind bei Interesse meinem Buch **„Die Ölziehkur – Entgiften und Heilen"** zu entnehmen.

Pflege der oberen Atemwege

Da die oberen und unteren Atemwege ein zusammenhängendes System bilden, das über den Rachen miteinander verbunden ist, ist es von immenser Wichtigkeit, auch die oberen Atemwege entsprechend zu pflegen. Das gelingt zum einen mit einer sorgfältigen Mund- und Zahnpflege (siehe oben) – jedoch sollte auch der Nasenschleimhaut und dem Rachen entsprechende Aufmerksamkeit geschenkt werden.

Die oberen Atemwege sind besonders anfällig für virale und bakterielle Infekte, da hier eine direkte Verbindung zur Außenluft besteht. Infekte der oberen Atemwege mit Schnupfen oder Halsschmerzen beeinträchtigen zwar das Wohlbefinden, sind in der Regel aber nicht gefährlich. Aus dem vermeintlich harmlosen Schnupfen wird jedoch schnell eine ernsthafte Gefahr, wenn es zu einem sogenannten Etagenwechsel kommt – gemeint ist hier eine Ausbreitung der Infektion von den oberen auf die unteren Atemwege. Wenn die oberen Atemwege zunehmend verschleimen, stellt dies zudem ein idealer Nährboden für zusätzliche Krankheitserreger dar, welche sich in dem gebildeten Schleim zudem massenhaft vermehren können. Auch ein Sekretstau bspw. in den Nasennebenhöhlen ist für Viren und Bakterien eine ideale Brutstätte zur explosionsartigen Vermehrung. Aus diesen Gründen gilt es, sofort den Anfängen einer Erkältung zu wehren, sodass es im späteren Verlauf nicht zu ernsthaften Bronchial- und Lungenerkrankungen kommen kann.

Wie man die oberen Atemwege schützt, ist im Folgenden dargestellt.

Bei Kälte langsam durch die Nase atmen

Um die Lunge zu schonen, sollte im Winter nicht durch den Mund, sondern durch die Nase eingeatmet werden. Auf diese Weise wird die kalte, reizende Atemluft vor Erreichen der unteren Atemwege erwärmt und angefeuchtet. Denn trifft die eiskalte, durch den Mund eingeatmete Luft, direkt auf unsere Lunge, ist der Kältereiz zu stark für unsere sensible Lunge.

Menschen mit empfindlichen Atemwegen oder Erkrankungen der Lunge können auf diesen Reiz sogar mit einer Verengung der Bronchien und Atemnot reagieren. Zudem steigt beim ungefilterten Auftreffen der kalten und trockenen Luft auf die unteren Atemwege die Gefahr einer Infektion stark an.

Strömt die eingeatmete Luft demgegenüber langsam über die Nase in die Lunge, wird unsere Lunge bestmöglich geschont. In der Nase wird die Luft außerdem nicht nur angewärmt und angefeuchtet, sondern auch gereinigt.

Zusätzlich empfiehlt es sich, einen Schal über die Nase und den Mund zu wickeln, um die Atemluft noch effektiver anzuwärmen.

Luftstrom verlangsamen

Zudem sollte die Einatmung langsam erfolgen, um die Bronchien zusätzlich zu schützen.

Um die Atmung zu verlangsamen, können Sie bspw. nur durch ein Atemloch atmen. Der Mund bleibt hierbei geschlossen.

Dabei ist es wichtig, dass Sie den Finger nur sanft auf die Nase legen, beim Ausüben von zu viel Druck wird ansonsten auch das andere Nasenloch komprimiert.

Die Nase freimachen

Eine verstopfte Nase in Verbindung mit angeschwollenen Schleimhäuten in den oberen Atemwegen ist nicht nur lästig – eine dauerhaft verstopfte Nase kann gleichzeitig die Basis für einen Infekt der unteren Atemwege sein.

Neben der folgenden einfachen Übung können Nasenspülungen (siehe unten) eine verstopfte Nase wieder freimachen, sodass wieder gut durchgeatmet werden kann. Mit diesem Trick wird Ihre Nase ganz schnell wieder frei.

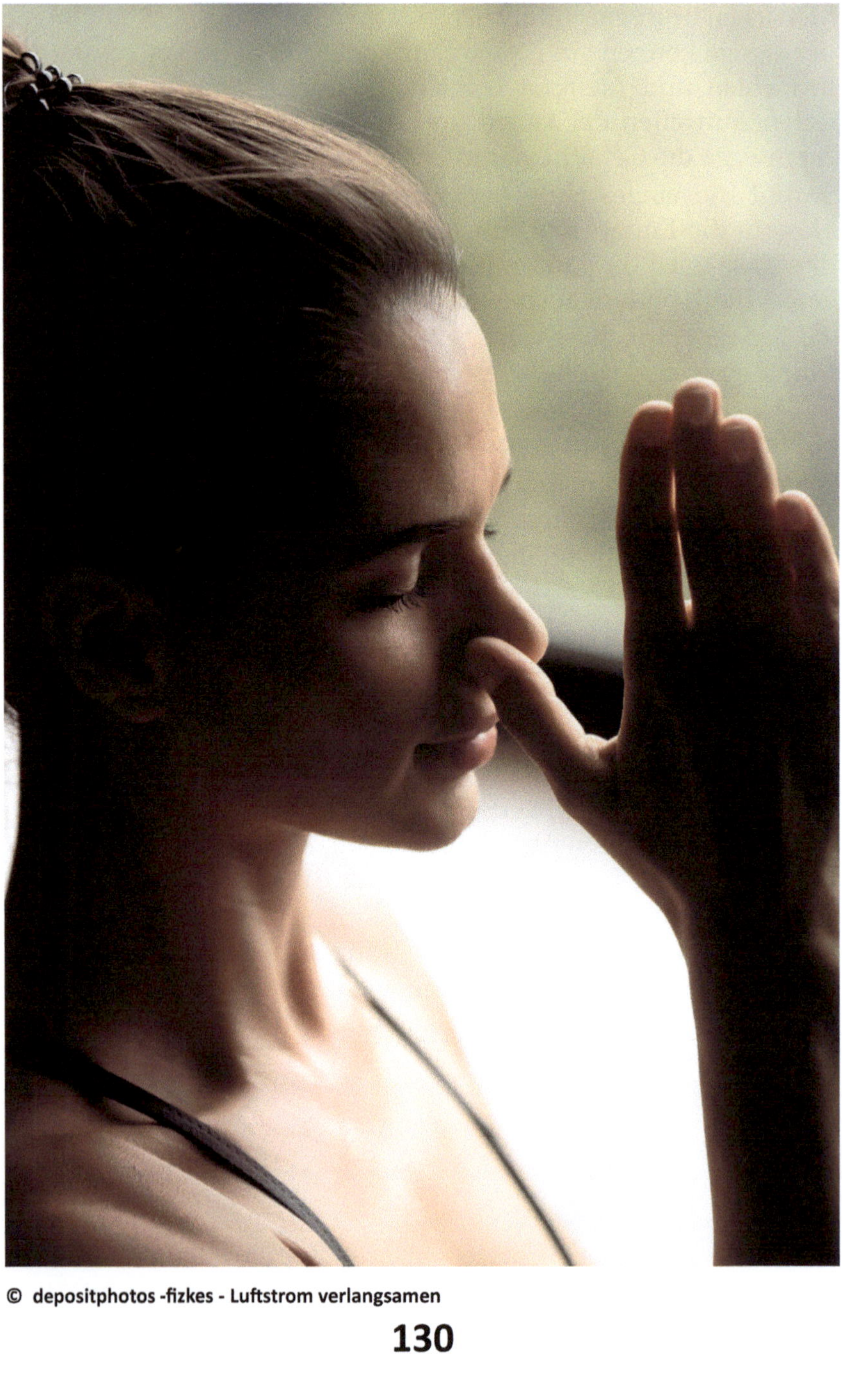

© depositphotos -fizkes - Luftstrom verlangsamen

Einfacher Griff zum Freimachen der Nase

- Setzen Sie den Zeige- und Mittelfinger der einen Hand ohne Druck zwischen die Augenbrauen.
- Legen Sie die die gleichen Finger der anderen Hand in die Höhe der Nasenflügel.
- Ziehen Sie beide Enden – Nasenflügel bzw. Augenbrauen – etwa dreißig Sekunden leicht auseinander.
- Im Idealfall ist die Nasenschwellung nach einigen Minuten abgeklungen.

Durch die Übung wird die Naseninnenseite gedehnt, wodurch die Schwellung abnimmt. Führen Sie diese Übung mehrmals täglich durch.

Richtiges Nase putzen

Auch richtiges Nase putzen ist eine Wissenschaft für sich, weshalb der Nase zuliebe folgende Tipps berücksichtigt werden sollten.

- Vorzugsweise sollten beide Nasenlöcher getrennt geputzt werden. Hierzu sollte jeweils ein Nasenloch verschlossen werden und der Schleim sanft und in kleinen Schüben entfernt werden.
- Schnäuzen Sie nicht zu heftig, vermeiden Sie starken Druck.
- Verwenden Sie Papiertaschentücher, die nur einmal benutzt werden, und anschließend sofort im Müll entsorgt werden.
- Waschen Sie Ihre Hände.

Viel trinken

Eine einfache, aber essenzielle Maßnahme zum Pflegen der oberen Atemwege ist die Aufnahme von genügend Flüssigkeit. Denn die Schleimhäute von Mund und Rachen benötigen viel Flüssigkeit, damit sie ausreichend feucht gehalten werden – nur so wird eine optimale Barriere gegen den Eintritt von Krankheitserregern geschaffen.

Gerade im Winter ist es wichtig, viel zu trinken, weil die Schleimhäute durch den ständigen Wechsel von Warm und Kalt – durch abwechselnden Aufenthalt in geheizten Räumen und im Freien – ohnehin stark belastet und beansprucht sind.

Nasenspülungen befeuchten und befreien die Schleimhäute

Nasenspülungen sind ein altes, nichtsdestotrotz jedoch bewährtes Mittel zur Prävention und Behandlung von Erkältungskrankheiten. Durch regelmäßige Spülungen werden die Nasenschleimhäute effektiv gereinigt und befeuchtet.

Normalerweise weisen die Nasenschleimhäute nur einen geringen Feuchtigkeitsgehalt auf und verschmutzen leicht, weshalb Krankheitserreger aller Art ungehindert Zutritt zur Nasenschleimhaut haben. Deshalb sind Nasenspülungen geeignet, die Nasenschleimhaut von Schmutz, Viren und Bakterien zu reinigen, außerdem werden durch die zugesetzte Flüssigkeit die Nasenschleimhäute befeuchtet, sodass eine Barriere gegen drohende Krankheitserreger geschaffen wird.

Zudem steigern Nasenspülungen die Aktivität des Flimmerepithels (Schicht aus spezialisierten Epithelzellen, welche den größten Teil der Atemwege auskleiden) der Nase. Nasenspülungen dürfen nie mit reinem Wasser durchgeführt werden, sondern es muss stets mittels Kochsalz eine isotonische Lösung hergestellt werden.

Isotonisch bedeutet, dass die Lösung den gleichen osmotischen Druck wie die Körperflüssigkeiten besitzt, d. h. 0,9 %. Bei dieser Konzentration sind Reizungen der Nasenschleimhaut ausgeschlossen, da diese Konzentration den physiologischen Körperverhältnissen entspricht. Eine isotonische Lösung wird hergestellt, indem man neun Gramm Kochsalz auf ein Liter Wasser verwendet.

Das Wasser sollte idealerweise lauwarm sein, das Salz muss ganz in der Flüssigkeit aufgelöst werden. Alternativ zu Kochsalz kann auch Meersalz oder Emser Salz verwendet werden. Emser Salz und Meersalz sind freilich teurer als Kochsalz, diese Salze enthalten aber neben Natriumchlorid noch Mineralstoffe und Spurenelemente.

Verwenden Sie Kochsalz, so darf dieses keinen Zusatz von Jodid enthalten.

Zum Nasenspülen können Sie eine Nasendusche verwenden oder alternativ das Salzwasser aus einem Glas in die Nase hochziehen. Halten Sie während des Spülvorgangs den Mund geöffnet.

Wem Nasenspülungen zu aufwendig sind, kann sich auch mit isotonischen Nasensprays behelfen, die auch für eine gewisse Feuchtigkeitsanreicherung an den Nasenschleimhäuten sorgen.

Warmer Halswickel

Warme Halswickel werden vor allem bei Halsschmerzen, aber auch zur Vorbeugung von Halsbeschwerden eingesetzt. Wie die Nase muss auch der Hals- und Rachenbereich geschützt werden, um Infektionen der tieferen Atemwege zu verhindern.

Zur Herstellung benötigt man

- Eine Schüssel mit 40 bis 45 °C warmem Wasser oder Tee (z. B. Salbei, Thymian). Die Temperatur des Wassers wird am besten mittels eines Thermometers kontrolliert.
- Innentuch (Leinen oder Baumwolle)
- Zwischentuch (Baumwolle)
- Außentuch (Schal, Wolltuch)

So wird die Anwendung von Halswickeln durchgeführt

Die Tücher werden idealerweise zu einem Dreieck gefaltet und so eingeschlagen, dass sie ungefähr handbreit sind, beim Wickeln werden sie zweimal um den Hals gewickelt. Das Innentuch wird in das warme Wasser (bzw. den Tee) getränkt und ausgewrungen, bevor es um den Hals gelegt wird. Danach wird das Zwischentuch in einer zweiten Lage und der Schal (bzw. das Wolltuch) in dritter Lage zweimal um den Hals geschlagen – die Tücher sollten nicht zu stramm angelegt werden, jedoch fest genug, um zu verhindern, dass kühle Luft an das nasse Tuch gelangen kann.

Mehrere Lagen bewirken, dass die Wärme im Halswickel gespeichert wird und das feuchte Tuch nicht so schnell auskühlt.

Der Wickel wird 30 bis 60 Minuten auf dem Hals belassen, währenddessen ruhe man im Bett. Nach Ablegen des Wickels ruhe der Patient nochmals mindestens eine halbe Stunde nach. Die Anwendung erfolgt zwei- bis dreimal täglich.

Wirkung

Warme Halswickel regen die Durchblutung an, auf diese Weise können Abwehrzellen des Körpers rascher zum Hals gelangen, um dort die Heilung zu fördern oder vorbeugend den Hals zu schützen. Warme Halswickel wirken zudem schleimlösend, die Wärme wirkt schmerzstillend und entspannend.

Was ist noch zu beachten?

Halswickel sind für Kinder ab einem Alter von drei Jahren geeignet. Generell sollte ein warmer Wickel niemals mit kochend heißem Wasser zubereitet werden, sondern mit 40 bis 45 °C warmem Wasser (siehe oben).

Halswickel mit Kartoffeln

Anstelle mit warmem Wasser (oder Tee) kann der Halswickel auch mit warmen, gekochten und zerdrückten Kartoffeln durchgeführt werden (siehe oben). Die Anwendung erfolgt wie beim Halswickel, für die Herstellung werden heiße, gekochte Kartoffeln in ein Tuch eingeschlagen und leicht zerdrückt. Auch dieser Wickel wird mit einem Zwischen- und einem Außentuch am Hals befestigt. Kartoffelwickel sind besonders wohltuend, weil Kartoffeln die Wärme länger als Wasser speichern.

Wärme ist eine Wohltat für die Lunge

Sauna – Entspannt und erweitert die Atemwege

Saunabesuche sind zur Vorbeugung von Atemwegserkrankungen sowie bei chronischen Lungenerkrankungen (Asthma, COPD) geeignet. Wichtig für bereits Lungenerkrankte ist, dass mit Maß und Ziel sauniert wird, dass gut auf den eigenen Körper gehört wird sowie im Zweifelsfall ein Arzt konsultiert wird. Beim Vorliegen von Lungenerkrankungen sollten Sie mit ganz kurzen Saunagängen beginnen, die Besuchsdauer und die Saunatemperatur können allmählich gesteigert werden. Bei Saunaaufgüssen sollten COPD- und insbesondere Asthma-Patienten Vorsicht walten lassen. Kräuteraufgüsse und ätherische Öle wirken sich zwar auf den gesunden Körper positiv aus, bei Allergikern können diese jedoch zu Husten und Reizungen bis hin zu Atemnot führen. Deshalb sollten Allergiker auch in der Sauna – wie überhaupt generell – ihr Notfallspray griffbereit zur Hand haben.

Besonders im Winter suchen wir die Behaglichkeit der Sauna, ums uns aufzuwärmen, um Entspannung zu finden und um die Abwehrkräfte zu stärken – nicht zuletzt beugen wir beim Saunieren auch Atemwegserkrankungen vor. (Nicht fieberhafte) Erkältungskrankheiten sowie ein hartnäckiger, trockener Husten können durch regelmäßiges Saunieren auskuriert werden.

Gerade bei Atemwegserkrankungen, die häufig mit einer Verkrampfung und Verengung der Bronchien einhergehen, kann die entspannende Wirkung der Wärme positive Auswirkungen zeigen. Die strapazierten Bronchien werden entspannt und geweitet, was als sehr wohltuend empfunden wird. Die Lunge kann nun mehr Luft speichern. - Dies erklärt auch, wieso in der Sauna tiefer und intensiver durchgeatmet werden kann.

Weiter kann hartnäckiger Reizhusten heilen, bei produktivem Husten wird das Abhusten erleichtert. Bei akuten und fieberhaften Atemwegsbeschwerden sollte auf Saunabesuche verzichtet werden.

Saunieren wirkt sich in vielfacher Hinsicht positiv auf die Gesundheit aus, gerade bei Atemwegsbeschwerden. So stärken regelmäßige Saunabesuche das Immunsystem, die Abwehrkräfte werden gestärkt, der Körper wird abgehärtet. Der Kreislauf stabilisiert sich, der Stoffwechsel wird angeregt und Körper und Seele gleiten in einen angenehmen Zustand der Entspannung. Weiter entspannen die Atemmuskeln, das Atmen wird erleichtert und die Tendenz zur reizbaren Überreaktion wird abgeschwächt. Die Schleimhäute der Atemwege werden angefeuchtet, aufgewärmt und durchblutet. Die Durchblutung der Schleimhäute ist dabei bis zum Siebenfachen gegenüber dem Zustand bei normal temperierter Luft gesteigert – dies hat zur Folge, dass die Selbstheilungskräfte der Lunge gesteigert werden und infolgedessen Fremdkörpern wie Viren und Bakterien der Garaus gemacht wird.

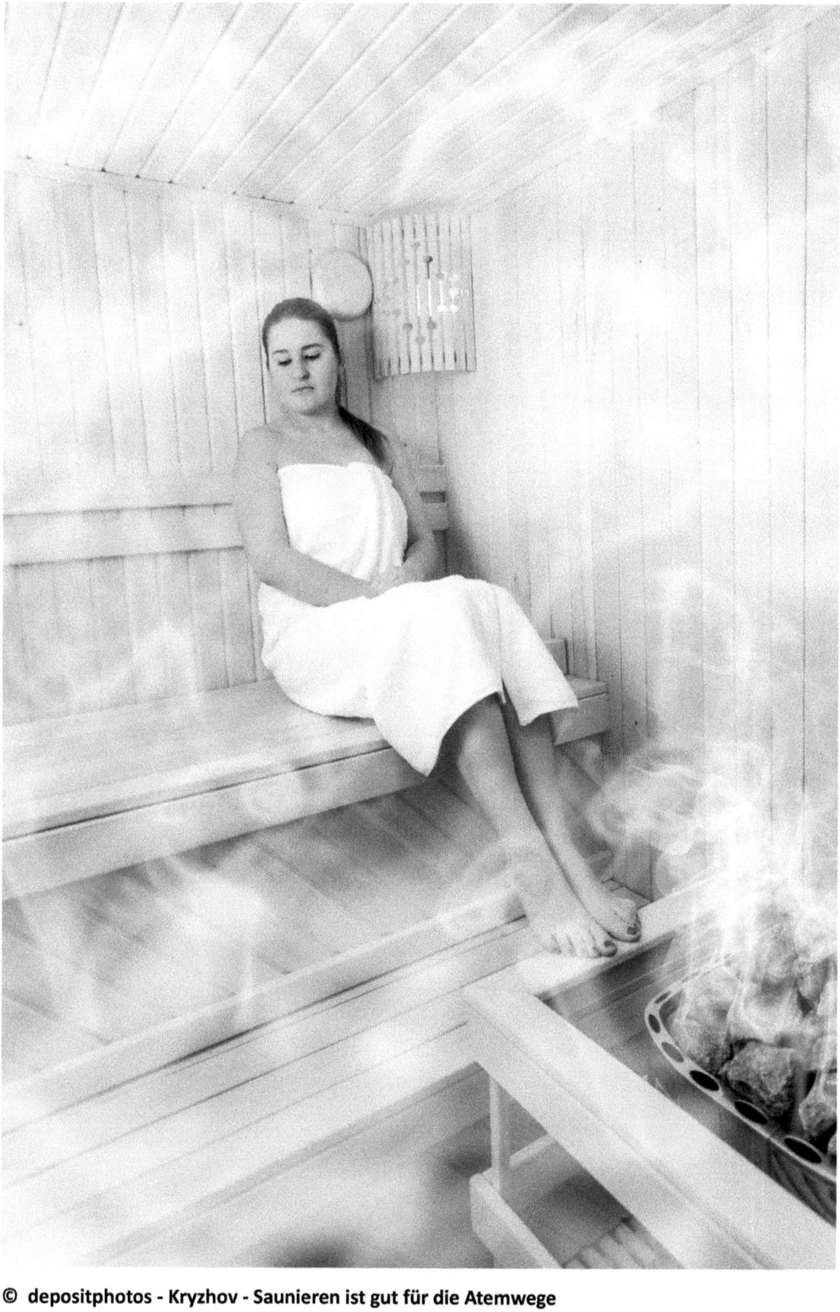

© depositphotos - Kryzhov - Saunieren ist gut für die Atemwege

Außerdem wird beim Saunieren die Schleimabsonderung in den Nasennebenhöhlen und in den Bronchien deutlich vermehrt. Beim Saunieren gelangt viel Wärme direkt in die Lunge – dies ist nicht nur eine Wohltat für das oft geschundene Organ, sondern durch die Wärme können Krankheitserreger auch direkt an Ort und Stelle abgetötet werden.

Die abwechselnd kalten und heißen thermischen Reize erhöhen die Abwehrmöglichkeiten unseres Körpers bei Infektionen der oberen Atemwege. Auch die Produktion körpereigener Immunglobuline wird gesteigert.

Dampfbad – Heißer Dampf für eine gesunde Lunge

Mit 45–55° Celsius ist das Dampfbad die milde Variante der Sauna. Das Dampfbad unterscheidet sich auch durch die sehr hohe Luftfeuchtigkeit von bis zu 100 % von der konventionellen Sauna.

Das Dampfbad ist v. a. für gereizte und irritierte Atemwege wohltuend und reinigend, denn der eingeatmete Wasserdampf hat den gleichen Effekt wie eine Inhalation. Die Schleimhäute werden befeuchtet und durchblutet. Infolgedessen wird der Stoffwechsel des gesamten Körpers gesteigert, Krankheitserreger können mühelos vernichtet werden.

Die erweiterten Blutgefäße transportieren mehr Sauerstoff auch in die Lunge, wodurch sich die Aktivität der Lunge erhöht.

Durch das Schwitzen werden Schad- und Fremdstoffe wie bspw. auch Viren und Bakterien über die Haut aus dem Körper transportiert.

Auch die Abwehrkräfte des gesamten Körpers werden gesteigert, zudem bietet das Dampfbad Entspannung und Wohlbefinden.

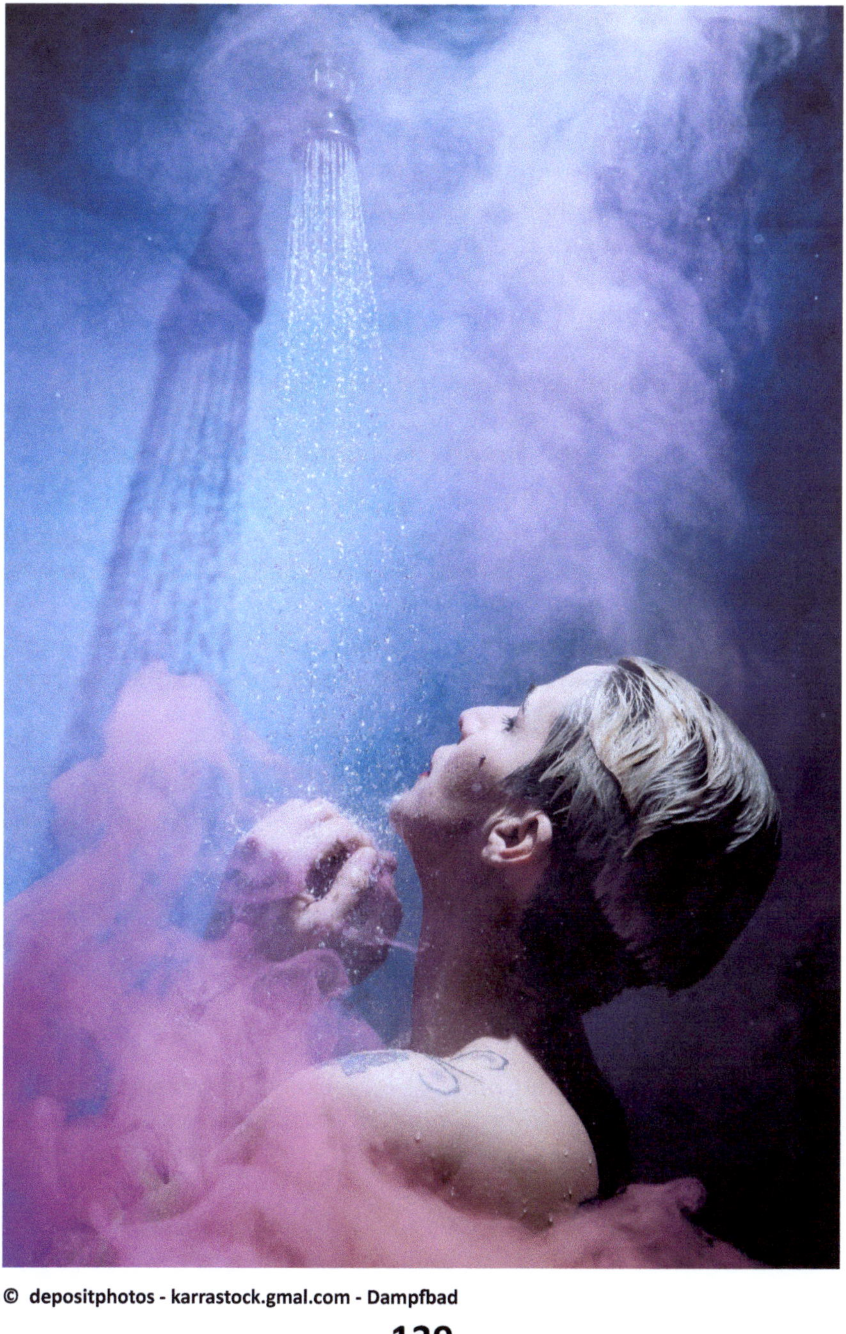

© depositphotos - karrastock.gmal.com - Dampfbad

Wärmflaschen, Dinkelkissen, Kirschkernkissen

Wärmflaschen sowie Dinkelkissen bzw. Kirschkernkissen entspannen gereizte Atemwege. Die zugeführte Wärme entspannt die geplagten Bronchien, die Durchblutung wird gefördert sowie Stoffwechselprozesse unterstützt. Gerade bei akuter oder chronischer Bronchitis, welche häufig mit ständigem Hustenreiz verbunden ist, stillt Wärme die Schmerzen und nimmt die Schwere und den Druck von der Lunge. Der Hustenreiz wird vermindert, die Heilung entzündlicher Prozesse wird beschleunigt. Auch die Abwehrkraft des Körpers wird gesteigert, durch die Wärme werden bspw. vermehrt Abwehrzellen und Antikörper gebildet.

Kartoffelwickel – wohltuend bei schmerzhaftem Husten

Der Kartoffelwickel zählt zu meinen Lieblingswickeln, weil er bei Bronchitis mit Auswurf sowie bei trockenem und schmerzhaftem Husten sehr wohltuend, lindernd, schmerzstillend und wärmend ist.

Insbesondere die feuchte und tief reichende Wärme der Kartoffeln ist für die hervorragende Wirkung der Kartoffelwickel verantwortlich.

Zur Herstellung benötigt man

- Sieben ungeschälte weich gekochte, heiße Kartoffeln (mehlige Sorte)
- Ein Baumwolltuch (Innentuch)
- Ein Zwischentuch
- Ein großes Handtuch/Außentuch

So werden Kartoffelwickel hergestellt

Zunächst werden die Kartoffeln weich gekocht, dann legt man diese zwischen Innen- und Zwischentuch und zerdrückt sie mit der Hand. Das Innentuch wird eingeschlagen, damit die Kartoffeln nicht entweichen können. Vor Auflage des Wickels ist die Temperatur zu prüfen (der Wickel darf nicht zu heiß sein), anschließend wird der Wickel auf die Brust bzw. den Hals gelegt.

Darüber legt man das Außentuch, zudem decke man sich mit einer Wolldecke zu. Während der Anwendung ruht der Patient entspannt im Bett.

Anwendungsgebiete

Beginnende Erkältung, trockener und schmerzhafter Husten, Halsschmerzen, Halsentzündung, Bronchitis.

Wirkung

Kartoffeln wirken als langer und idealer Wärmespender – der wohltuende Wärmespeicher entfaltet eine besondere Tiefenwirkung, auf diese Weise kann auch hartnäckiger und quälender Hustenreiz gelindert werden. Auch Entzündungen und Schmerzen im Bereich der Brust und des Halses werden auf sanfte Weise gestillt. Weiter entspannt die Wärme die Bronchialmuskulatur, sodass schmerzhafte Bronchialkrämpfe beseitigt werden können. Durch die verbesserte Durchblutung wird das Immunsystem aktiviert, weiter werden Bakterien, Viren und andere Schadstoffe aus den erkrankten Körpergebieten abtransportiert.

Die wohltuenden Wickel vermitteln ferner ein Gefühl der Geborgenheit und des Zur-Ruhe-Kommens, was den Heilungsprozess insgesamt unterstützt.

Dauer der Anwendung

Man belässt den Wickel so lange auf der entsprechenden Körperstelle, wie es angenehm empfunden wird, maximal jedoch eine Stunde. Danach plane man eine Nachruhezeit von mindestens einer halben Stunde ein. Der Kartoffelwickel wird einmal täglich angewendet.

Was ist weiterhin zu beachten

Kartoffelwickel dürfen nicht bei Fieber angewendet werden. Auch bei sehr heißem und/oder geschwollenem Hals sollte von der Anwendung von Kartoffelwickeln abgesehen werden.

Risikofaktoren vermeiden

Werden Sie beziehungsweise bleiben Sie Nichtraucher

Die wirksamste Maßnahme, die Lunge gesund und leistungsfähig zu halten, ist, nicht zu rauchen bzw. das Rauchen aufzugeben. So ist Rauchen die häufigste Ursache für Lungenerkrankungen wie COPD (abgekürzt aus dem Englischen Chronic Obstructive Pulmonary Disease, Chronische Obstruktive Lungenerkrankung), Lungenkrebs und allgemeine Entzündungen der Lunge. Etwa 85 % aller Fälle von COPD sind auf das Rauchen zurückzuführen, eine ähnliche Prozentzahl gilt für Lungenkrebs.

Der normale, physiologische Alterungsprozess der Lungenfunktion - im Alter von ca. 25 Jahren erreicht ein gesunder Mensch seine besten Lungenfunktionswerte – verläuft bei Rauchern mehr als doppelt so schnell wie bei Nichtrauchern. Als Folge haben Raucher oft bereits im Alter von fünfzig Jahren eine so schlechte Lungenfunktion, dass bereits bei geringster körperlicher Anstrengung oder sogar in Ruhe Atemnot auftritt.

Denn das Lungenvolumen beträgt üblicherweise dreieinhalb bis vier Liter. Von diesem Lungenvolumen verliert ein Nichtraucher etwa 30 ml pro Jahr, ein Raucher bis zu 80 ml.

Ein kleines Lungenvolumen geht aus verschiedenen Gründen ebenfalls mit einer früheren Mortalität einher.

Die negativen Folgen des Rauchens gelten natürlich – wenn auch in geringerem Maß – für Passivraucher. Freilich ist vom Rauchen nicht nur die Lunge betroffen, auch andere Organe, v. a. das Herz, werden in Mitleidenschaft gezogen. So leiden Raucher vermehrt an Herz-Kreislauf-Erkrankungen (Schlaganfall, Herzinfarkt, Bluthochdruck), weiter sind bspw. ein beschleunigter Alterungsprozess des Körpers sowie eine vermehrte Neigung zu Diabetes und Impotenz feststellbar.

Dies alles dürften ausreichend Gründe sein, dem Rauchen abzuschwören – natürlich meist kein leichtes Unterfangen, weshalb Raucher im Bedarfsfall eine professionelle Tabakentwöhnung in Anspruch nehmen sollten.

Tragen Sie bei staubintensiven Tätigkeiten beim Heimwerken und am Arbeitsplatz unbedingt einen Atemschutz

Ob in der Freizeit, beim Heimwerken, oder auch an vielen Arbeitsplätzen – oft sind wir (unbewusst) gefährlichen Stäuben und Dämpfen exponiert, vor denen wir uns schützen müssen.

Während im Arbeitsumfeld mittlerweile meist strenge Vorschriften existieren, was den Umgang mit Gefahrenstoffen betrifft (Arbeitsschutzgesetz), wird im privaten Bereich oft allzu nachlässig mit lungengängigen Gefahrenstoffen gearbeitet.

Hierbei gehören Aerosole und Feinstaub-Partikel zu den tückischsten Gesundheitsrisiken für die Lunge, da sie in der Atemluft nahezu unsichtbar sind.

So sind gerade wir Deutschen als Hobby-Handwerker bekannt – nicht wenige Menschen schleifen, schweißen, beizen, sägen, lackieren, sprayen und malen in ihrer Freizeit, ohne sich entsprechend zu schützen. Hierbei werden nicht nur Partikel und Stäube freigesetzt – auch die Verwendung von Klebern, Lacken, Farben und Lösungsmitteln schadet der empfindlichen Lunge. Gase und Dämpfe, die beim Handwerken freigesetzt werden, stellen eine nicht unerhebliche Gefahrenquelle dar.

Bei den Stäuben und Partikeln spielen insbesondere auch Feinstaub, Holzstaub, Schimmel, Milben, Glas- und Mineralfasern eine unrühmliche Rolle.

Das große Problem hierbei ist, dass die Gefahr meist mit bloßen Auge kaum zu erkennen ist: Denn bei den Staubpartikeln handelt es sich oft um feine und feinste Teilchen, die in der Luft getragen werden und anschließend eingeatmet werden. Je kleiner die Partikel sind, desto schädlicher sind sie, da sie umso tiefer in die Atemwege eindringen können.

Neben der mechanischen Reizung der Atemwege sind viele Stoffe, mit denen Handwerker arbeiten, zudem cancerogen (d. h. sie können Krebs verursachen) oder sie können Allergien auslösen.

Verschiedene Masken bieten – je nach Art der Belastung – Schutz vor derlei Gefahren. Die Masken gliedern sich in verschiedene Schutzklassen. Bspw. werden partikelfiltrierende Halbmasken in die drei Schutzklassen FFP1, FFP2 und FFP3 untergliedert. Partikelfiltrierende Halbmasken schützen bspw. vor Feinstäuben, Sprays und Sporen, die Schadstoffpartikel setzen sich hierbei im Filtermedium fest. Bei gas- und dampfförmigen Stoffen werden diese in der Regel von speziell behandelter Aktivkohle gebunden.

Beim Arbeiten mit Lacken, Farben und Ammoniak sind wiederum andere Masken vonnöten.

Beim Arbeiten mit Masken sollten Handwerker prüfen, ob die Maske dicht auf dem Gesicht sitzt - Denn nur, wenn die Maske dicht ist, kann sie verlässlich schützen.

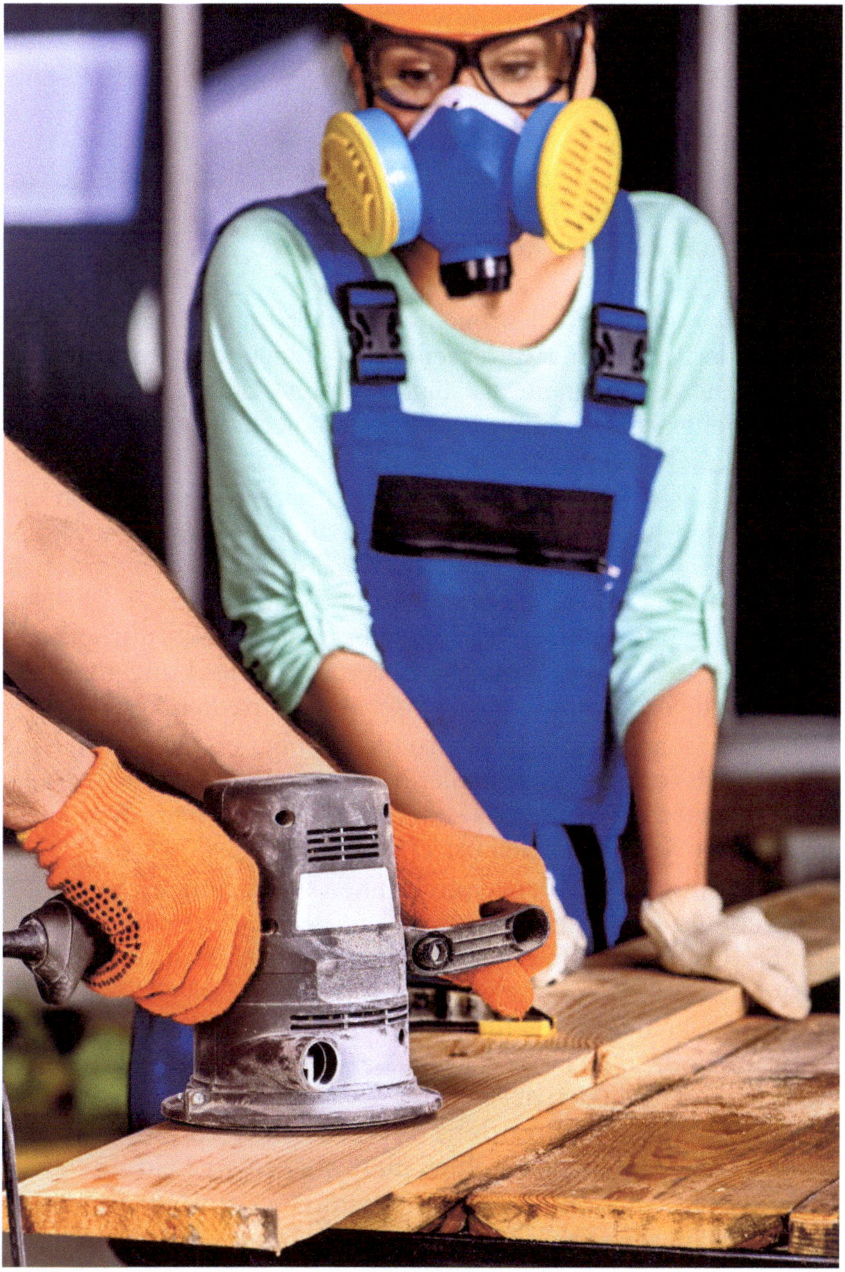

© depositphotos - poznyakov - Frau mit FFP3 Maske & Schutzbrille

Atemwegsinfekte vermeiden

Bei lungenkranken Personen begünstigen (häufige) akute Infekte der unteren Atemwege das Fortschreiten der Erkrankung.

Auch bei lungengesunden Menschen kann eine häufige, akute Bronchitis mit der Zeit in eine chronische Bronchitis übergehen. Fatal daran ist, dass eine chronische Bronchitis in fortgeschrittenem Stadium nicht mehr ausheilen kann und oft ein Leben lang bestehen bleibt.

Unter einer chronischen Bronchitis versteht man eine Bronchitis, wenn eine Person in zwei aufeinander folgenden Jahren jeweils mindestens drei Monate fast täglich unter Husten mit Auswurf leidet. Weiter können chronische Bronchialerkrankungen mit der Zeit auch zu ernsten Lungenerkrankungen wie COPD führen.

Deshalb sollten auch gesunde Personen nach einer Infektion der unteren Atemwege darauf achten, dass die Infektion wieder komplett abklingt und völlig ausheilt. Verschleppter oder dauerhafter Husten belastet die Lunge und kann zu chronischen Lungenerkrankungen führen. Auch leichtere Bronchialinfekte dürfen nicht auf die leichte Schulter genommen werden, da das Lungengewebe geschädigt werden kann und Spätschäden entstehen können.

Eine chronische Bronchitis ist also nicht immer die Folge von Rauchen – auch ständige Bronchialerkrankungen können die Ursache einer chronischen Bronchitis sein, insbesondere wenn diese nicht richtig oder rechtzeitig auskuriert wird.

Zu einer chronischen Bronchitis können wiederum auch angeborene Fehlbildungen der Atemwege, eine genetische bedingte Überempfindlichkeit der Bronchien, bestimmte (genetisch verursachte) Enzymmangelerkrankungen (α1-Antitrypsin-Mangel), Allergien, häufige Bronchialerkrankungen in der Kindheit oder auch ein geringes Geburtsgewicht sein. Die Ursache einer chronischen Bronchitis kann auch in den oberen Atemwegen zu finden sein: So kann sich eine chronische Bronchitis auch aus einer chronischen Entzündung der Nasennebenhöhlen (Sinusitis) entwickeln.

Kommen gar mehrere Faktoren zusammen, ist eine chronische Bronchitis die absehbare Folge.

Bei einer chronischen Bronchitis wird allmählich das Lungengewebe geschädigt und verändert, die Wand der Bronchien wird dünner. Die Schleimhaut der Bronchien ist chronisch entzündet. Weiter kommt es zu einem Verschluss (Obstruktion) der kleinsten Lungenbronchien. Diese Veränderungen beeinträchtigen die Sauerstoffaufnahme ins Blut. Zunehmende Atemnot, zunächst nur bei Belastung, dann aber auch in Ruhe, und ein allgemeiner Leistungsabfall sind die Folgen.

Die vorgeschädigte Lunge ist anfällig für weitere Infektionen, da ihr Selbstreinigungsmechanismus gestört ist. Das sensible Gleichgewicht der Lunge ist gestört; Sekret staut sich und Schadstoffe können nur noch teilweise vernichtet werden.

Daher können zusätzliche Infektionen der ohnehin schon irritierten Atemwege mit schweren Komplikationen (z. B. dem Auftreten einer Lungenentzündung oder Influenza) verbunden sein, weshalb größter Wert auf die Infektvermeidung gelegt werden sollte. Dies ist umso wichtiger, da Komplikationen wie eine Lungenentzündung den Zustand eines Patienten deutlich verschlechtern können.

Durch Vermeiden von Infekten können sogenannte Exazerbationen – das sind episodisch auftretende Verschlimmerungen einer Krankheit – umgangen werden. Das Vermeiden von Exazerbationen ist beim Vorliegen von Lungenerkrankungen – sowie auch bei anderen Erkrankungen – eines der wichtigsten Therapieziele, um einen schweren Krankheitsverlauf zu unterbinden.

Aus diesen Gründen spielt die Infektvorbeugung eine außerordentlich wichtige Rolle. Zur Infektvorbeugung gehört z. B. die Befeuchtung der oberen und unteren Atemwege (siehe oben), das Meiden von Menschenmassen sowie alle anderen hier vorgestellten, praktikablen Methoden.

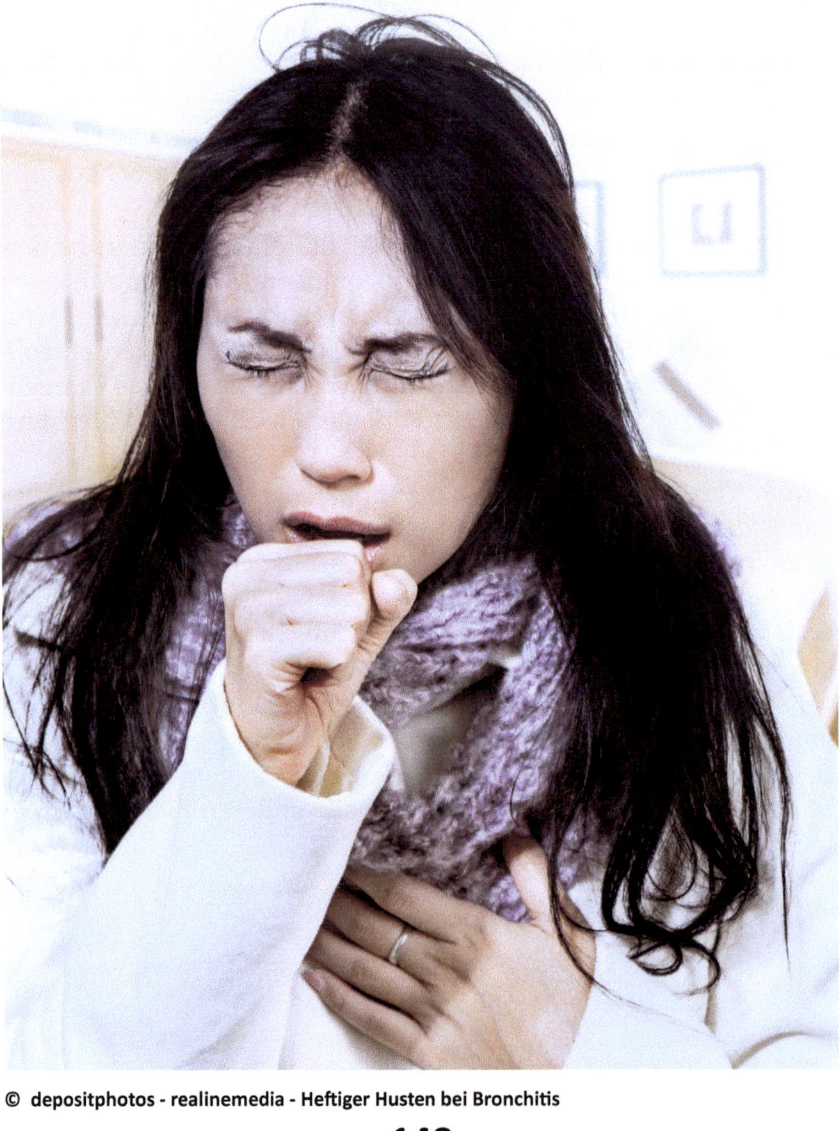

© depositphotos - realinemedia - Heftiger Husten bei Bronchitis

Hygiene zum Schutz vor Krankheitserregern

Wenn ringsum Schwaden von Bakterien und Viren unseren Körper erobern wollen, ist es unerlässlich, regelmäßig die Hände zu waschen und zu desinfizieren.

Denn die unsichtbaren Krankheitserreger lauern überall dort, wo sich viele Menschen aufhalten und sich die Bakterien und Viren entsprechend gut vermehren können: An Türgriffen, an Druckknöpfen von Aufzügen, an Laufbändern für Gepäck, an Treppengeländern, an Lichtschaltern, an Griffen von Einkaufswagen, an Toiletten- und Restauranttüren, am Handlauf von Rolltreppen, an Fernbedienungen, an Computertastaturen oder Telefonhörern - kurzum an allen Gegenständen, welche von vielen Menschen berührt werden.

Greift man anschließend mit der Hand ins Gesicht – insbesondere an Augen, Nase oder Mund – so können die Erreger über die Schleimhäute in den Körper gelangen, man spricht dann von einer Schmierinfektion. Und tatsächlich greifen wir durchschnittlich fünfmal in der Stunde mit den Händen ins Gesicht – man sollte im Sinne der Prophylaxe von Krankheiten also bemüht sein, die Hände vom Gesicht fernzuhalten.

In solch' heiklen Situationen jedoch, in denen man viele Türgriffe und Ähnliches berührt, ist es immer ratsam, ein kleines Desinfektionsmittel in der Handtasche parat zu haben, um schnell die Hände desinfizieren zu können. Desinfektionsmittel in Gelform haben den Vorteil, dass die Hände nicht so stark austrocknen. Sehr hilfreich für unterwegs sind auch Desinfektionstücher.

Es ist hierbei wichtig, dass Sie das Desinfektionsmittel gründlich auf den Händen verteilen und gut einwirken lassen – insbesondere an den Fingerkuppen sammeln sich viele Erreger, diese Zonen sind also besonders gut zu desinfizieren.

Zusätzlich sollten Sie in der Erkältungszeit die Hände auch häufiger mit Wasser und Seife waschen. Waschen Sie die Hände dabei gründlich, mindestens 30 Sekunden lang – das Wasser sollte hierbei nicht zu heiß sein, da heißes Wasser wiederum die Schutzbarriere der Haut schwächt, wodurch Erreger leichter in die Haut eindringen können.

Sie sollten auch darauf achten, nicht nur vor und nach jedem Toilettengang die Hände gründlich zu waschen, sondern auch, wenn Sie nach Hause kommen, wenn Sie Essen zubereiten, wenn Sie Kontakt zu erkälteten Menschen hatten oder sich in Menschenmassen aufgehalten haben.

Und vor dem Zubettgehen sollten Sie die Hände regelmäßig eincremen, um diesen wieder genügend Fett und Feuchtigkeit zuzuführen.

Menschenansammlungen vermeiden

Optimal wäre es natürlich, sich gerade in Erkältungszeiten zuhause einzuigeln und auf diese Weise den Kontakt mit Krankheitserregern gänzlich zu vermeiden.

Da wir Menschen aber soziale Wesen sind und ungerne als Einsiedler leben möchten und meist auch nicht können, gilt es, in Erkältungszeiten ein paar einfache Regeln zu beachten: In Zeiten, in denen Erkältungen besonders grassieren, sollte man Menschenansammlungen – d. h. überfüllte Geschäfte, Weihnachtsmärkte, U-Bahnen – möglichst umgehen. Wenn Sie dennoch stark frequentierte Plätze nicht meiden können, sollten Sie sich von niesenden und hustenden Menschen möglichst fern halten und zum Schutz auch Ihr Gesicht abwenden.

Weiter ist es empfehlenswert, erkälteten Menschen weder die Hand zu geben noch in zu innigen Kontakt mit diesen zu treten – jeder rücksichtsvolle Mitmensch wird dafür Verständnis aufbringen.

Wie bereits erwähnt, ist es darüber hinaus ungeheuer wichtig, die Hände regelmäßig zu desinfizieren. Weiter kann es hilfreich sein, Türklinken und Ähnliches nur mit einem Tuch zu berühren. Schützen kann man sich auch, indem man keine fremden Gegenstände benutzt, bspw. sollte man immer einen eigenen Kugelschreiber mit sich führen.

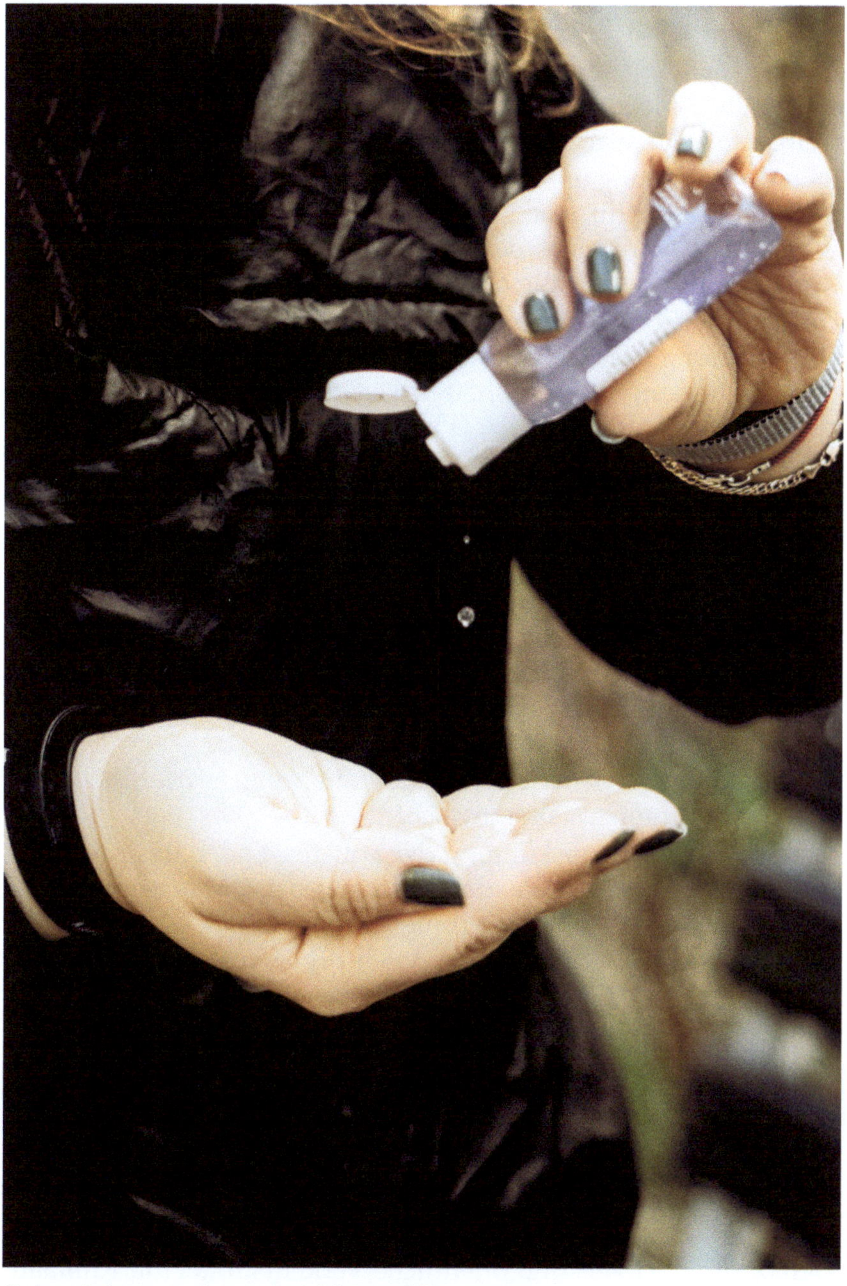

© depositphotos - Vyshnova - Desinfektionsgel für unterwegs

Auskühlung vermeiden

Den Kopf halt' kalt, die Füße warm, das macht den besten Doktor arm – dieses alte Sprichwort hat noch immer Gültigkeit und mittlerweile weiß man auch, warum das so ist.

Eine Unterkühlung unseres Körpers ist zwar keine Voraussetzung oder Bedingung für eine Erkältung – im Gegensatz zum Vorhandensein von Viren und/oder Bakterien – aber diese macht den Krankheitserregern ein leichtes Spiel, den Körper anzugreifen.

Ursache hierfür ist, dass bei einer Auskühlung des Körpers dessen Durchblutung drastisch reduziert wird. Folge ist, dass der Transport der Immunzellen – d. h. der weißen Blutkörperchen (Leukozyten), zu denen Fresszellen (Phagozyten) und Killerzellen gehören – zum Infektionsherd eingeschränkt ist. Die Verteidigung des Körpers ist also lahmgelegt, dieser kann nicht mehr ausreichend reagieren – Viren und Bakterien können so ungehindert in den Körper eindringen.

Weiter trocknen bei einer Unterkühlung des Körpers die Schleimhäute aus – da die Schleimhäute des Körpers jedoch die vorrangigen Eintrittspforten für Krankheitserreger sind, können Viren und Bakterien die ausgetrockneten und geschwächten Schleimhäute nun ungehindert in Besitz nehmen.

Zudem fühlt der Mensch sich nicht wohl, wenn er friert, was weiterhin das Immunsystem schwächt.

Insbesondere eine Auskühlung der äußeren Enden des Körpers – also der Füße, der Hände, der Nase und der Ohren – macht den Organismus anfällig für Erkältungen.

Was ist also zu beachten, um den Körper vor Auskühlung zu schützen?

Zugluft vermeiden

Gerade bei Sommererkältungen spielt Zugluft eine wichtige Rolle. Denn wenn es so richtig heiß ist, versuchen wir oft, uns durch Öffnen von Türen und Fenstern, durch Ventilatoren oder Klimaanlagen vor der brütenden Hitze zu schützen.

Ferner arbeiten in der warmen Jahreszeit viele Kaufhäuser, Einkaufszentren, Hotels und öffentliche Verkehrsmittel mit Klimaanlagen, was unserem Körper gar nicht zuträglich ist.

Denn generell sollte die Raumtemperatur nicht mehr als fünf Grad unter der Außentemperatur liegen, da starke Temperaturunterschiede die Immunabwehr des Körpers lahmlegen.

Deshalb sollte man in Einkaufszentren und in anderen klimatisierten Räumen im Sommer stets einen leichten Schal überwerfen oder eine Jacke anziehen, um eine Auskühlung des Körpers zu vermeiden.

Das Gleiche gilt für Autofahren mit offenen Fenstern oder Cabriofahrten – Nehmen Sie auch hier einen Schal oder einen anderen Schutz für Kopf, Hals und Oberkörper mit.

Das kühle Bad nicht übertreiben

Ein Sprung ins kühle Nass mag in der Sommerhitze für so manchen verlockend sein – Bleiben Sie jedoch nicht zu lange im kühlen See oder im kalten Schwimmbad, um Ihren Körper vor Unterkühlung zu schützen.

Nach dem Bad sollten Sie sich stets gut abtrocknen und vorzugsweise gleich die nasse Badekleidung wechseln – so schützen Sie sich nicht nur vor Erkältungen, sondern (insbesondere als Frau) auch vor lästigen Blasenentzündungen und Harnwegsinfekten.

Auskühlung nach dem Schwitzen vermeiden

Schwitzen ist gesund, jedoch sollten Sie nach körperlicher Betätigung, die Sie ins Schwitzen gebracht hat – ob durch Gartenarbeit oder Sport – stets den Körper abtrocknen und frische Kleidung anziehen.

Denn nasse Kleidung kühlt den Körper aus, die Temperatur der Haut sinkt um bis zu 10 °C.

Vorteilhaft ist auch das Tragen von Funktionskleidung. Diese transportiert den Schweiß weg von der Haut, zu der Außenseite des Kleidungsstücks, wo der Schweiß ungehindert verdunsten kann.

Baumwolle dagegen speichert Feuchtigkeit, deshalb klebt nasse Baumwollkleidung nach dem Schwitzen wie eine kalte Schicht auf der Haut – eine Erkältung ist geradezu vorprogrammiert.

Temperaturwechsel an Sommerabenden nicht unterschätzen

Gerade vermeintlich laue Sommerabende bergen ein nicht erhebliches Risiko für Erkältungen - denn auch an heißen Sommertagen kühlt es am Abend oft merklich ab.

Und so werden im Verlaufe eines langen Sommerabends die Sandalen und das dünne Sommerkleid nicht selten zum Verhängnis – deshalb halten Sie idealerweise stets eine Weste oder eine Jacke griffbereit, um sich vor der Kühle des Abends zu schützen.

Viele Biergärten oder Gaststätten halten auch Wolldecken bereit, diesen Service sollten Sie Ihrer Gesundheit zuliebe nutzen.

Dem Körper Wärme zuführen

Um Erkältungen zu vermeiden, sollte Ihr Körper stets ausreichend warm sein. Verwenden Sie deshalb im Winter und immer, wenn Sie zum Frieren neigen, Wärmflaschen und –kissen.

Wärmekissen gibt es wahlweise mit verschiedenen Füllungen aus Hirse, Dinkel, Weizen, Roggen oder auch mit Kirsch- oder Traubenkernen.

Häufig sind Wärmekissen auch mit Lavendel- oder Rosmarinöl versehen, sodass zusätzlich noch ein angenehmer und entspannender Duft verströmt wird. Wärmekissen legt man einfach in die Mikrowelle und blitzschnell verwandeln sie sich in wärmende und kuschlige Helfer.

Alternativ kann man die klassische Wärmeflasche benutzen.

Vorsicht bei Klimaanlagen

Klimaanlagen sind nicht nur ein Segen des technischen Fortschritts, indem sie bei gleißender Hitze Linderung verschaffen – die andere Seite der Medaille ist jedoch, dass wir diesen Segen mit vermehrt auftretenden Erkältungskrankheiten bezahlen.

Denn zum einen verkraftet unser Immunsystem den abrupten Wechsel zwischen kühlen Innentemperaturen und heißen Außentemperaturen nur schlecht, – die starke Temperaturdifferenz stresst unser Immunsystem und schwächt die Abwehr – deshalb sollten Klimaanlagen nicht zu kühl eingestellt werden. Generell sollte die Raumtemperatur nicht mehr als fünf Grad unter der Außentemperatur liegen.

Problematisch bei Klimaanlagen ist weiter, dass oft Zugluft herrscht, ferner ist die klimatisierte Luft trocken.

Zu einer nicht unerheblichen Gefahr für die Gesundheit werden auch schlecht gewartete Klimaanlagen, die wahre Bakterien- und Virenschleudern sind. Denn schlecht gewartete Klimaanlagen sind gefürchtete Brutstätten von allen Arten von Krankheitserregern, die in Filtern und Rohren ein reges Eigenleben führen und sich ungehemmt vermehren können.

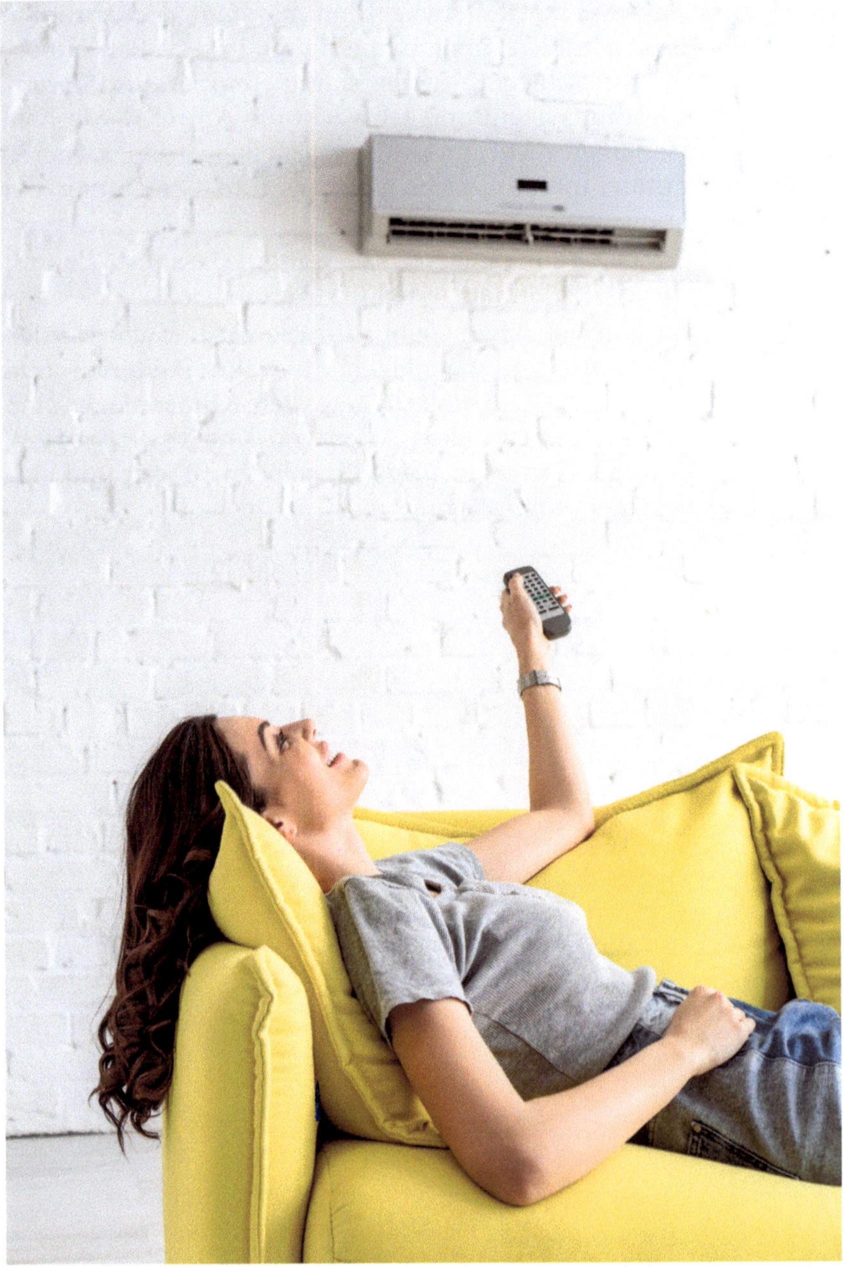

© depositphotos - HayDmitriy - Vorsicht vor Klimaanlagen

Ziehen Sie sich warm an

Wem von uns klingen nicht noch Mutters Worte in den Ohren, als sie uns an kalten Wintertagen mahnte: ***Kind, zieh' Dich richtig an***.

Was uns damals vielleicht gar noch ein paar barsche Widerworte abgerungen hatte, sollten wir uns als Erwachsene ruhig zu Herzen nehmen.

Ziehen Sie sich also immer der Witterung entsprechend an und vermeiden Sie Frösteln und Unterkühlung. Ganz besonders wichtig sind warme Füße – insbesondere wenn Sie zu ***„Eisfüßen"*** neigen, sollten Sie in der kalten Jahreszeit nie auf Wollsocken verzichten, tragen Sie Ihre Kuschelsocken auch abends im Bett. Auch Mütze und Schal sollten ständige Begleiter bei kaltem Wetter sein, ebenso eine warme Jacke, welche vorzugsweise über die Hüften reicht.

Wenn es draußen extrem kalt ist, greift man am besten zu einer Sturmhaube. Diese hat den Vorteil, dass auch Mund, Nase und Wangen vor Kälte geschützt werden. Auch Handschuhe und spezielle Handwärmer – Kunststoffkissen mit ungefährlicher Gel-Füllung – schützen die Hände bei kalter Witterung.

Warmes, wasserdichtes Schuhwerk sollte weiterhin eine Selbstverständlichkeit sein. Winterschuhe sollten vorzugsweise die richtige Größe haben, damit die Füße ausreichend durchblutet werden.

Zu enge Schuhe können aufgrund der schlechten Blutzirkulation kalte Füße verursachen, außerdem fehlt die isolierende Luftschicht. Im Schuh selbst bringt eine zusätzliche Einlegesohle behagliche Wärme für die Füße. Für besonders kälteempfindliche Füße sind auch elektrisch aufheizbare Thermosohlen erhältlich.

Zu Erkältungskrankheiten kommt es häufig auch in den Übergangszeiten, wenn man sich nicht entsprechend dem Wetterwechsel anzieht. Deshalb im Herbst rechtzeitig den Mantel aus dem Schrank holen, während Sie die Sommerjacke getrost bis zum nächsten Sommer einmotten können.

Weitere Tipps gegen eine Auskühlung des Körpers

Wenn es draußen stürmt und schneit, sollten Sie sich ab und zu eine Hot-Stone-Massage gönnen. Hierbei wird mit erhitzten Lava-Steinen gearbeitet, welche mit Hilfe von Ölen sanft über den Körper gleiten. Die dem Körper zugeführte Wärme und die Massage sorgen für ein ausgezeichnetes Wohlbefinden, welches auch das Immunsystem stärkt.

Auch Fußbäder und Vollbäder wärmen den Körper und sorgen für Wohlbehagen.

Wichtig für Gesundheit und Wohlbefinden ist es auch, den Körper von innen aufzuwärmen – sowohl durch heiße Getränke, heiße Suppen, warme Gerichte und wärmende Gewürze (z. B. Zimt, siehe unten).

Die richtige Atmung kann wahre Wunder bewirken

Jeder von uns atmet – doch kaum jemand atmet richtig und bewusst. Die richtige Atmung ist indes eine wunderbare, aber leider allzu oft vernachlässigte Quelle für Gesundheit und Wohlbefinden. Der Atem ist eine enorme Kraftquelle - eine ruhige, gleichmäßige Bauchatmung kann bspw. Nervosität, innere Unruhe, Angst und Anspannung in kürzester Zeit deutlich reduzieren.

Doch richtiges Atmen will meist erst (wieder) gelernt sein. Denn die Mehrzahl der Menschen atmet nicht tief genug, häufig wird zudem beim Einatmen in den Brustkorb anstelle in den Bauch geatmet.

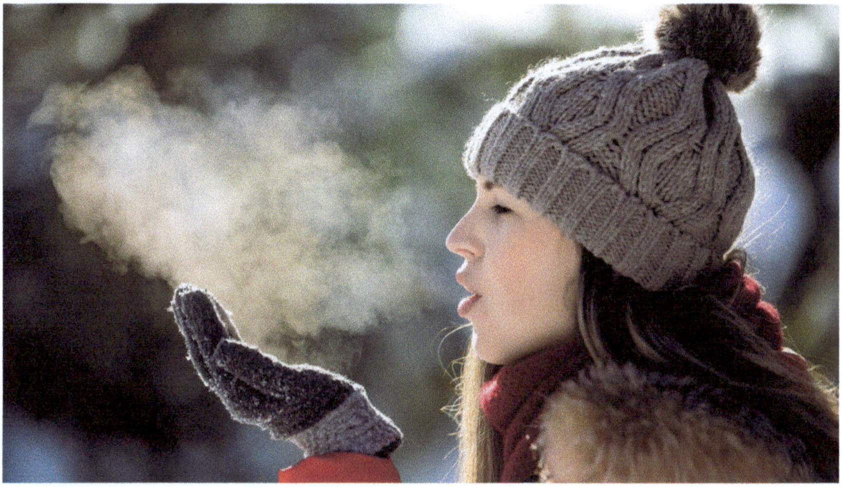

© shutterstock - illustrissima - Atmung

Eine flache Atmung bedingt, dass wir automatisch zu wenig Sauerstoff aufnehmen. Vorteilhaft ist, dass man die Methode des richtigen Atmens ganz mühelos erlernen und praktisch in jeder Situation unauffällig praktizieren kann. Gerade in stressigen Situationen wie auch generell atmen wir zu schnell und zu flach.

Die falsche Atmung hat indes viel mit einer falschen Lebensweise zu tun. Wer bspw. mit verkrampfter Haltung am Computer sitzt und womöglich zusätzlich vor Stress nicht mehr ein und aus weiß, atmet automatisch hektisch und flach. Häufig ist beim Sitzen der Bauch eingeengt, was wiederum die Zwerchfellbewegung behindert.

Gerade beim Sitzen am Computer nehmen wir zudem ***„kein Haltung"*** an, der Rücken ist vielmehr krumm, gleichzeitig ist der Nacken meist verspannt.

Auch psychische Probleme, Ängste, Depressionen, Zeitdruck, Stress und Multitasking lassen das richtige Atmen zu einem wahren Spießrutenlauf werden.

Nicht zu Unrecht sind aus dieser Tatsache Sprüche wie ***„Mir stockt der Atem"*** oder ***„Die Angst schnürt die Kehle zu"*** entstanden. Diese Redewendungen versinnbildlichen einmal mehr den engen Zusammenhang zwischen Atmung und Psyche. Das Tückische daran ist, dass falsche Atmung und daraus resultierende Beschwerden sich in einer Art Teufelskreis verstärken können.

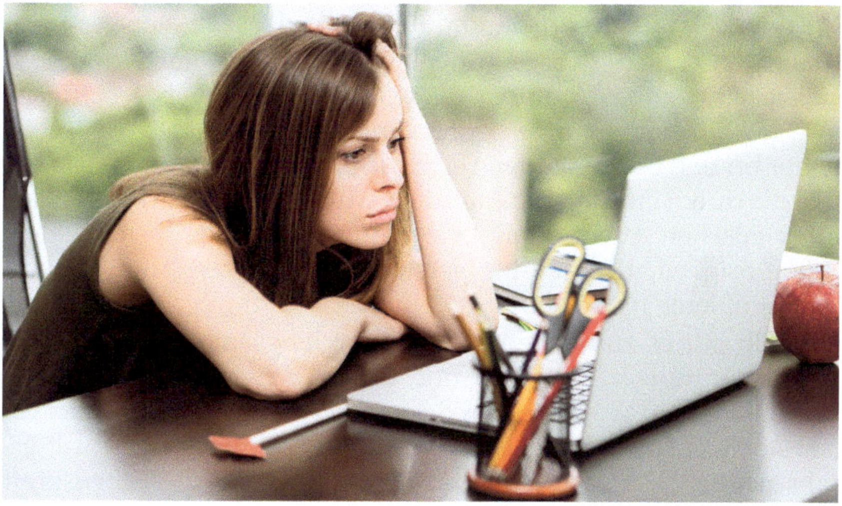

© depositphotos - photography33 - Ungesunde Haltung am Computer

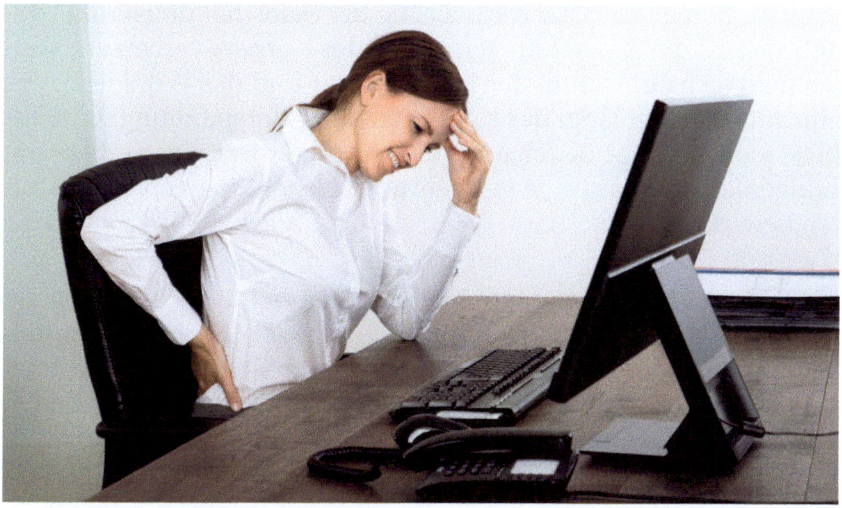

© depositphotos - AndrePopov - Ungesunde Haltung am Computer

Innere und äußere Anspannung können also ganz buchstäblich die Luft rauben. Dazu kommt, dass wir dem Atem einfach nicht die nötige Aufmerksamkeit und Achtsamkeit schenken.

Viele Menschen denken, sie atmen ja spontan, automatisch. Wieso sich also noch in besonderer Weise mit dem Atmen beschäftigen? Wie wertvoll die richtige Atemtechnik ist, wird vielen Menschen leider oft erst bewusst, wenn sich die ersten Beschwerden einstellen, die durch eine falsche Atmung verursacht sind. So können aus einer falschen Atemtechnik bspw. Angstzustände, Depressionen, Schlaflosigkeit, Kreislaufprobleme, Kopfschmerzen und Verdauungsprobleme resultieren.

Deshalb gilt es zum einen, wieder eine langsame, ruhige, rhythmische Atmung zu erlernen und diese auch zuzulassen – nicht umsonst ist ein wichtiges Credo in der Atemtherapie ***„Wir lassen den Atem kommen und gehen“***. Der Atem soll wieder gespürt, erfahren werden. Durch die richtige Atmung wird die Lebenskraft auf wundervolle Weise gestärkt, gleichzeitig werden Körper und Seele harmonisiert und ins Gleichgewicht gebracht.

Positive Folgen sind die Aktivierung der Selbstheilungskräfte, daneben wird die Sauerstoffversorgung des Körpers verbessert. Weiter stellt sich ein Gefühl der Lebendigkeit und des Wohlbehagens ein, außerdem gelangt der Körper zu tiefer Entspannung. Eine ruhige, gleichmäßige Bauchatmung kann außerdem eine verbesserte Lungenleistung und eine vermehrte Ausscheidung von Schadstoffen bewirken.

Vorteilhaft ist, dass man die Methode des richtigen Atmens ganz mühelos erlernen kann und praktisch in jeder Situation unauffällig praktizieren kann. Gerade in stressigen Situationen wie auch generell atmen wir zu schnell und zu flach. Insbesondere in Zeiten von großer Belastung ist es aber wichtig, tief und langsam zu atmen – so wird der Körper ausreichend mit Sauerstoff versorgt und innere Spannungen werden gelöst. Bei einer bewussten, tiefen Atmung wölbt sich der Bauch beim Einatmen nach vorne, beim Ausatmen entspannt sich das Zwerchfell wieder und die Bauchdecke wölbt sich nach innen, verbrauchte Luft wird so herausgepresst.

Wichtig ist ganz besonnenes, tiefes und langsames Atmen – schon während dieser Atemübung werden Sie feststellen, wie sich Geist und Körper beruhigen und entspannen. Üben Sie am besten täglich 10 x ca. 2 Minuten.

Die unbewusste Atmung

Der Atem ist die einzige Funktion des Körpers, die sowohl unbewusst abläuft als auch willentlich beeinflusst werden kann. Wir können den ganzen Tag verbringen, ohne ans Atmen zu denken. Doch es atmet in uns. Dieser unbewusste, unwillkürliche Atem ist jedoch weit mehr als der Austausch von Sauerstoff und Kohlendioxid. Er wirkt auf körperlicher, seelischer und geistiger Ebene. Er ist eine Brücke, die die Trennung zwischen Körper, Geist und Seele überwindet und die drei Ebenen des Menschen miteinander verbindet.

Unsere Atmung funktioniert ganz automatisch, schließlich können wir nicht in jeder Sekunde unseres Lebens aufs Luftholen achten – auch wenn wir der Atmung allgemein viel mehr Beachtung schenken sollten. Denn wir atmen meist zu flach – weshalb es umso wichtiger ist, möglichst oft bewusst und tief Atem zu holen.

Die Atmung erfolgt also in der Regel automatisch und wird ohne unser Zutun vom Atemzentrum im Stammhirn und vom vegetativen Nervensystem kontrolliert. Auch im Schlaf und selbst im bewusstlosen Zustand findet die Atmung weiterhin statt.

Die Atmung läuft also gleichsam reflexartig und unbewusst ab. Zudem wird an den sensorischen Stellen im Gehirn, in der Hauptschlagader (Aorta) und in der Halsschlagader die Sauerstoff- und die Kohlenstoffdioxidkonzentration im Blut gemessen.

Übersteigt z. B. die Kohlendioxidkonzentration einen gewissen Schwellenwert, so verspürt der Körper automatisch einen starken Anreiz, tiefer und häufiger zu atmen – um das überschüssige Kohlendioxid aus dem Körper zu befördern.

Liegt dagegen eine hohe Sauerstoffkonzentration im Blut vor, kann der Körper im wahrsten Sinne des Wortes ***„aufatmen“*** – das Gehirn verringert infolgedessen die Häufigkeit und die Tiefe der Atemzüge.

Aber nicht nur das vegetative Nervensystem bestimmt die Atmung - umgekehrt kann auch das vegetative Nervensystem über den Atem beeinflusst und harmonisiert werden.
Das Atemvolumen ist hierbei ein Indikator für das Leistungsvolumen der Lunge. So atmet ein Erwachsener durchschnittlich 0,5 Liter pro Atemzug ein. Wird jedoch bewusst und tief geatmet, kann dieses Volumen deutlich über 2,5 Liter steigen.

Die willentliche Atmung

Neben der unbewussten Atmung kann die Atmung gleichzeitig willentlich gesteuert werden.
Beispiele hierfür sind bestimmte Atemtechniken beim Yoga, beim Vortragen einer Rede, beim Singen sowie zur Beruhigung bei Angst- und Panikzuständen.
Somit ist die Atmung die einzige physiologische Funktion unseres Körpers, die vegetativ (d. h. unbewusst) als auch willentlich (bewusst) gesteuert werden kann.
Im Gegensatz dazu können andere Körperfunktionen – wie etwa der Herzschlag oder die Verdauung – nicht bewusst gesteuert werden.

Der bewusste zugelassene Atem

Der Atem wird nicht nur als Beginn des Lebens gesehen, sondern als Urbewegung alles Lebendigen. Er prägt Tätigkeit und Ruhe, Stimme und Sprache.
Der Atem ist eine fundamentale Lebensäußerung des Menschen - die nicht nur passiv erfolgt, wie beim automatischen Atmen - sondern genauso auch bewusst zugelassen und gesteuert wird.
Beim bewussten zugelassenen Atem werden die Bewegungen des Einatmens und Ausatmens ganz selbstverständlich zugelassen - hierbei wird der individuelle Atemrhythmus wieder neu entdeckt und vertieft. Das Atemgeschehen wird bewusst kennengelernt und erfahren, dies geschieht über eine übende, atem- und körperorientierte Arbeitsweise. Ziel ist die Entwicklung eines bewussten Körper- und Atemempfindens.

Atmung – Urrhythmisches Prinzip unserer Welt

Als rhythmische Schwingung ist der Atem sowohl Teil als auch Mittelpunkt des urrhythmischen Prinzips der inneren und äußeren Welt. Die Bewegung des Atmens ist kontinuierlich und immer wiederkehrend – sie entspricht den Prinzipien des Aufnehmens und des Abgebens.

Aus den sich ständig wiederholenden rhythmischen Bewegungen von Einatmung und Ausatmung kann die Freiheit eines urrhythmischen Prinzips erlebt werden sowie die Erfahrung der atmenden Stille.

Durch die Beschäftigung mit dem richtigen Atem lernt der Mensch, sich selbst kennenzulernen und anzunehmen. Darin liegen enorme Chancen für die individuelle Entwicklung der Persönlichkeit sowie auch der Mut zur Veränderung bzw. zum Neuanfang.

Bei genügend guter Tonisierung kann die Einatmung alle Richtungen des Rumpfes - vertikal, horizontal und sagittal - erreichen. Je nachdem, wie dies gelingt, folgt darauf eine ebenso gut tonisierte Ausatembewegung.

Die Wirbelsäule ist ein Körperteil mit großer Flexibilität - den Bewegungsmöglichkeiten des Beugens, des Streckens, der Drehung und der seitlichen Neigung steht die Bewegung des Atmens als äußerer Atemapparat zur Seite.

Wirbelsäule und Atemapparat bilden infolgedessen eine bewegliche und dynamische Einheit.

So ist das reibungslose Zusammenspiel von Haltungs- und Atemmuskulatur - verbunden mit anderen Faktoren wie bspw. des gesamten Körpertonus, des Nervensystems, der psychischen und mentalen Verfassung eines Menschen - zuständig für eine effiziente Atemdurchlässigkeit und Atemkraft.

Der Wert eines befreiten, bewussten Atems kann gar nicht hoch genug eingeschätzt werden – deshalb sollten wir uns immer wieder auf den bewussten Atem besinnen und uns einen ganzheitlichen Atem erlauben.

Es atmet in uns, in jeder Sekunde unseres Lebens, wir ***sind*** Atem.

Wir werden bestimmt vom Wechsel von Ein- und Ausatmung, von Aufnehmen und Loslassen. Der Atem ist der Impuls unseres Lebens, von der ersten bis zur letzten Sekunde, er reagiert sofort auf alles, auf unser gesamtes Tun und Erleben.

Der Atem jedes Menschen ist individuell und natürlich. Jeder Mensch kann zu seinem natürlichen Atem zurückfinden. Die natürliche Atmung ist entspannt, sie durchströmt den ganzen Menschen. Sie massiert und stimuliert alle inneren Organe, sie verbessert die Verdauung, den Zellstoffwechsel und die Immunabwehr. Die tiefe Atmung ist leicht, wohlig, warm und entspannt – und dies spiegelt auch das Körpergefühl des Menschen wider. Die natürliche Atmung geht einher mit psychischem und physischem Wohlbefinden.

Richtig atmen, bedeutet, die Luft ohne Anstrengung und ohne Druck tief in den Bauch hineinströmen zu lassen – anschließend lässt man bei der Ausatmung die Luft wieder aus dem Körper entgleiten.

Die richtige Atmung befreit uns von Stress - psychische und körperliche Verspannungen lösen sich, auch ein erhöhter Puls beruhigt sich. Selbst im größten Stress bewahrt man die Ruhe.

Aus der unbewussten, flachen Atmung wird allmählich eine bewusste, erfahrbare Atmung.

Diese erfolgt in gleichmäßigem Rhythmus: ***Einatmen – Ausatmen – Einatmen. Wir lassen den Atem kommen, wir lassen den Atem gehen. Wir lassen den Atem geschehen, wir beobachten, wie der Atem wiederkehrt.***

Atmen Sie stets langsam durch die Nase ein und aus. Achten Sie bewusst darauf, wohin Sie den Atem lenken – wichtig ist es, tief in den Bauch hinein zu atmen. Anfangs kann man zur Kontrolle die Länge des Einatmens und des Ausatmens mitzählen. Zu Beginn ist die Atembewegung meist kurz, später vertieft und verlängert sich der Atem – die Phasen der Ein- und Ausatembewegung werden immer ausgedehnter.

Falsche Atemtechniken – Ursachen und Folgen

In der modernen Zivilisation haben die meisten Menschen den Zugang zu einer natürlich funktionierenden Atmung völlig verloren - so haben sehr viele Menschen ein gesundes Verhältnis von Brust- und Bauchatmung verlernt. Folgen sind neben Beschwerden im Bewegungsapparat, im Herz-Kreislauf-System, im Lungensystem auch zahlreiche psychische Beschwerden.

Gründe für eine falsche Atmung gibt es indes viele. Eine der Hauptursachen liegt in einer gekrümmten Körperhaltung, die vielfach durch langes Sitzen am Schreibtisch entsteht.

Wer falsch, mit gebeugtem Rücken und eingezogenem Zwerchfell sowie hängenden Schultern am Tisch sitzt, schädigt nicht nur die Wirbelsäule – die eingeklemmte Bauch- und Zwerchfellmuskulatur verhindern auch richtiges Atmen. Auch Muskelverspannungen und Stress lassen die Luft wegbleiben.

Deshalb lautet die Devise, dass man gerade und entspannt sitzen sollte, der Nacken sollte hierbei leicht gedehnt sein. Auch an einem qualitativ hochwertigen Stuhl sollte nicht gespart werden.

Denn das Resultat einer nicht korrekten Sitzweise ist eine falsche Atmung – diese ist zu flach und geht nicht mehr tief in den Bauch hinein.

Doch auch in der Freizeit, zum Beispiel auf dem Sofa vor dem Fernseher, lässt sich falsches Atmen antrainieren.

Es gibt indes diverse Beschwerdebilder, die aus einer nicht korrekten Atmung resultieren können. Besonders typisch sind Verspannungen im Brust- und Rückenbereich. Betroffene fühlen sich in ihrem Bewegungsradius eingeschränkt und haben das Gefühl, nicht mehr richtig durchatmen zu können.

Begleitet werden diese Symptome häufig auch von der Annahme, keine Luft mehr zu bekommen, es herrscht im wahrsten Sinne des Wortes Atemnot. Auch der Rhythmus des Atmens selbst kann außer Takt geraten.

Manchmal ist die Atmung hektisch und sehr schnell, aber gleichzeitig sehr flach. Gepresste Atemzüge, bei denen ein Schnaufen oder Pfeifen mitschwingt, sind ebenfalls möglich. Zuweilen wird auch ein Anhalten der Atembewegung sowie eine stockende Atmung beobachtet. Bei anderen Menschen wiederum überschlägt sich der Atem sogar, es kommt zu einer ruckartigen Atmung. Häufig ist hierbei noch permanent der Bauch angespannt, was zu einem ungesunden Druck in der Bauchgegend führt.

Auch bei hartnäckigem Reizhusten, der keine physiologische Ursache hat, muss an eine falsche Atmung gedacht werden.

Eine flache Brustatmung führt aber nicht nur zu einem Gefühl der Enge und zu Verspannungen, sondern auch zu einer mangelnden Sauerstoffversorgung des Körpers, da der untere Teil der Lunge schlechter durchblutet wird. Müdigkeit und eine verminderte Leistungsfähigkeit gehen hier häufig mit einer suboptimalen Atemtechnik einher.

Trainieren Sie daher unbedingt regelmäßig eine aufrechte Körperposition und eine damit einhergehende verbesserte Dehnung des Brustkorbes, die für eine tiefe Einatmung zwingend erforderlich ist. Durch einen geraden und aufgerichteten Oberkörper haben Organe und Muskeln wie bspw. die Lunge und das Zwerchfell deutlich mehr Freiraum und können besser und beschwerdefreier arbeiten. Davon profitiert dann natürlich auch die Atmung.

Flache Bauchatmung

Wer sich einmal die Zeit nimmt, die eigenen Atemgewohnheiten oder die seiner Mitmenschen zu beobachten, wird vielleicht erstaunt oder gar erschrocken sein: Denn statt gleichmäßig und entspannt zu atmen und diesen Atemzustand auch auf die gesamte Psyche zu übertragen, atmen wir meist zu flach. Hastig pumpen wir Luft in den Brustkorb, anstatt den Atem ruhig und kontinuierlich fließen zu lassen. Statt vollständig zu atmen, holen wir oft schon auf halber Strecke wieder Luft.

Das Zwerchfell – der wichtigste Atemmuskel – kommt meist erst gar nicht zum Einsatz und führt vielmehr ein kümmerliches Dasein. So ist bei den meisten Menschen auch keine Bewegung des Zwerchfells sichtbar, das sich eigentlich am Vorwölben und Einziehen des Bauchs zeigen müsste. So findet eine Bauchatmung oft auch überhaupt nicht statt, und wenn, dann auch noch oft genug falsch: So wird der Bauch beim Einatmen eingezogen anstatt nach vorne gewölbt.

Richtiges Atmen muss also erst wieder erlernt werden.

Gründe für eine schlechte Atmung

Mangelndes Bauchgefühl, eine schlechte Körperhaltung, einseitige Belastung im Beruf, ein eingezogenes Zwerchfell, Übergewicht, Angst, innere und äußere Anspannung – die Liste der Verdächtigen, die zu einer schlechten Atmung führen, ist lang.

Hinzu kommen allgegenwärtiger Stress und Leistungsdruck. Anstatt die sprichwörtliche Atempause einzulegen oder zwischendurch mal zu verschnaufen oder Luft zu holen, hecheln wir kurzatmig von einer Stresssituation zur nächsten. Wir geben unserem Körper und unserer Seele einfach nicht genügend Gelegenheit, zur Ruhe zu kommen und wieder ***„Luft zu holen“***.

Gerade unsere Psyche ist aber ganz eng mit dem Atem verbunden: So ***„schnauben wir vor Wut“***, ***„müssen erst mal durchatmen“***, ***„seufzen“*** andererseits auch vor Erleichterung oder auch aus Kummer.

Anstatt tief durchzuatmen, halten wir oft ganz sprichwörtlich die Luft an. Tiefe Seufzer sind nicht etwa Ausdruck von mangelnder Selbstkontrolle, sondern sie sind oft ein Hilferuf der überforderten Seele. Durch tiefes Seufzen wollen wir uns daher nicht nur ausreichend Luft, sondern auch die Möglichkeit der Entspannung einverleiben.

Andererseits ***„verschlägt es einem den Atem“***, ***„es fehlt die Luft zum Atmen“***, ***„der Atem stockt“*** oder es ***„muss erst mal tief durchgeatmet werden“***. Glücklich sind wir andererseits, wenn ***„wir frei und aus tiefer Seele atmen“***.

„Halt mal die Luft an“ sagen wir dagegen zu Menschen, die ständig überreizt sind oder die schnell die Beherrschung verlieren.

Insbesondere für seelische Zustände werden oft Ausdrücke mit Atmen benutzt, was den Zusammenhang und die Assoziation von Psyche und Atmung zum Ausdruck bringt. Allerdings benutzen wir diese Ausdrücke oft, ohne uns der engen Allianz von Atem und Psyche überhaupt bewusst zu sein.

Schon im ersten Moment, in dem wir die Welt erblicken, atmen wir. Intuitiv, automatisch – ohne überhaupt darüber nachzudenken.

Mit der Atmung beschäftigen wir uns meist erst, wenn uns irgendwann tatsächlich sprichwörtlich die Luft wegbleibt und wir gezwungen werden, etwas an unserer Atemstruktur zu ändern.

Denn sind wir angespannt, gestresst, nervös, ängstlich, tun wir uns schwer mit einer entspannten Atmung. In Schrecksekunden oder bei Panikattacken wird oft regelrecht die Luft angehalten, der Atem stockt.

In diesen Situationen atmen wir flach, das Zwerchfell wird nicht ausgedehnt, der Körper wird nicht ausreichend mit Sauerstoff versorgt. Die eingeatmete Luft bleibt ***„stecken"*** und erreicht nicht die Tiefen des Körpers, wo sie auch gebraucht wird. Diesen Zustand nennt man ***„Hochatmung"***.

Ist man dagegen entspannt, glücklich und gelassen, atmet man tief und ruhig. Diese Atmung wird als ***„Tiefenatmung"*** bezeichnet. ***„Erleichtert aufatmen"***, ***„tief durchatmen"*** oder ***„aus freier Seele atmen"*** sind hier oft verwendete Sprachbilder, die die seelisch entspannte Situation beschreiben. Solche Sprachbilder werden freilich meist einfach daher gesagt – ohne, dass man sich der eigentlichen Bedeutung und dem Hintergrund dieser Sprachbilder gewahr wäre.

Das verfestigte Atemmuster

Im Laufe des Lebens entsteht und verfestigt sich bei den meisten von uns ein Atemmuster, welches freilich nichts mit einer gesunden und harmonischen Atmung gemein hat. Sauerstoffmangel, Fehlhaltungen, langes Sitzen in gekrümmter Haltung, Bewegungsmangel, innere und äußere Anspannung, Aufregung, ein übervoller Terminkalender, Stress, Burn-out, Angstzustände – diese Faktoren rauben uns ganz sprichwörtlich die Luft und lassen uns keinen Raum zum Atmen. Eine falsche Atemtechnik führt wiederum zu Sauerstoffmangel, Anspannung usw. – ein Teufelskreis entsteht, der sich immer mehr verstärkt. Konzentrationsschwäche, geringe Leistungsfähigkeit, chronische Müdigkeit, mangelnde Vitalität sind die ersten Folgen, letztendlich können sich aber auch ernste Krankheiten den Weg bahnen.

Anstatt diesen Teufelskreis zu durchbrechen und uns wieder auf den Atem zu besinnen, drehen wir weiter am Rad. Viele Menschen sind sich des Wertes und der Wichtigkeit einer gesunden Atmung und einer richtigen Atemtechnik – unterstützt bspw. durch Yoga, Qigong usw. – gar nicht bewusst. Welchen Einfluss die richtige Atemtechnik auf unsere Gesamtverfassung hat, und um wie viel glücklicher und harmonischer unser Leben allein aufgrund einer korrekten Atmung sein könnte, ist den wenigsten von uns bekannt. So verlernen wir immer mehr, tief und entspannt zu atmen.

Eine verkrampfte und gekrümmte Körperhaltung tut ihr Übriges. Denn die Atemmuskulatur ist eng mit der Wirbelsäule verbunden. Jeder Atmungsfehler korrespondiert mit einem Haltungsfehler. Dabei ist die frei fließende Atembewegung als ständige Schwingung für die Ernährung der Bandscheiben entscheidend. Die gut funktionierende Atembewegung entwickelt aufgrund ihrer räumlichen Ausdehnung darüber hinaus eine Spannkraft, die aufrichtet und somit die Haltung stabilisiert.

Folge einer falschen Atemtechnik ist indes u. a., dass die Lunge nicht vollständig mit Luft gefüllt wird, wodurch auch das Blut mit zu wenig Sauerstoff angereichert wird. Laut Statistik atmen etwa 80 Prozent der Menschen zu flach, zu verkrampft und zu hastig.

Die Heilkraft der Atmung

Eine tiefe und gleichmäßige Atmung ist eine der kraftvollsten Quellen für unsere Gesundheit – so schenkt eine tiefe Atmung Vitalität, Ausgeglichenheit und Harmonie, sie ist schlechthin die Basis für eine gute psychische und physische Gesundheit. Eine tiefe Atmung verbessert die Sauerstoffversorgung und Durchblutung des gesamten Körpers, was zu mehr Energie und Leistungsfähigkeit führt. Kurzum, eine tiefe Atmung wirkt sich auf alle Bereiche unseres Lebens positiv aus.

Jeder, der bereit ist, den Atem zuzulassen, kann eine tiefe und harmonische Atmung erlernen – infolgedessen fließt die Lebensenergie durch den ganzen Organismus, Stress und Disharmonie werden dagegen abgebaut.

Wer die richtige Atemtechnik beherrscht, kann viele positive Effekte auf die Gesundheit erzielen: Der Blutdruck sinkt, Schmerzen werden gelindert, Ängste gemildert, stressbedingten Krankheiten wird vorgebeugt.

Betroffene lernen, ihren eigenen Atemrhythmus zu lenken und die Atemräume in ihrem Körper zu spüren. Mit gezielten Atemübungen können sie ihren Körper entspannen, sodass Schmerzen in den Hintergrund treten, andererseits Kraft und Vitalität zurückkehren. Wer bewusst atmet, sammelt seine Gedanken, kann sich besser konzentrieren und verschwendet weniger Energie mit ungezügelten Gedankenschleifen.

Das Erlernen der richtigen Atemtechnik beeinflusst den Körper nicht nur in vielfältiger Weise positiv, sondern ist auch ohne großen Aufwand zu praktizieren.

- Wenig Aufwand, große Wirkung.
- Das Trainieren ist überall möglich.
- Es fallen keine Kosten an.
- Die richtige Atmung kann von jedermann praktiziert werden.
- Selbst Einsteiger können schon nach kurzem Üben erleben, wie sich Körper und Seele durch einen ruhigen Atem entspannen und erholen.
- Gesundes Atmen sollte so selbstverständlich wie Zähneputzen werden. Bei regelmäßigem Üben geht die erlernte richtige Atemtechnik in Fleisch und Blut über.
- Beschäftigung mit der Atmung ist Arbeit mit und an sich selbst.

Eine gute Atemtechnik gewährleistet eine gesündere und leistungsfähigere Lunge

Leider atmen wir mit der Luft nicht nur Sauerstoff ein, sondern auch jede Menge Schad- und Giftstoffe. Glücklicherweise sorgt u. a. die Entgiftungsfunktion der Lunge dafür, dass wir wieder von diesen Giftstoffen befreit werden – vorausgesetzt, die Atmung ist kräftig und leistungsfähig. Denn, um toxische Stoffe zu beseitigen, sind tiefe, langsame Atemzüge nötig. Bei einer flachen, hektischen Atmung muss die Lunge Mehrarbeit leisten – infolgedessen können Schadstoffe im Körper zurückbleiben. Der Körper wird mit Schadstoffen be- und überlastet, die Kapazität der Lunge wird dagegen nicht vollständig ausgenutzt. In den Lungenbläschen bleibt ein Teil der verbrauchten Luft zurück. Auch die Sauerstoffversorgung der Zellen, der Körpergewebe, der Organe und der Muskeln ist beeinträchtigt.

Um die Ausscheidung von Gift- und Schadstoffen über die Lunge zu erhöhen, ist es wichtig, das Lungenvolumen, d. h. die Leistungsfähigkeit der Lunge, zu erhöhen. Während es ein Erwachsener auf ein durchschnittliches Lungenvolumen von zwei bis vier Litern bringt, weisen Leistungssportler ein Lungenvolumen von bis zu zehn Litern auf.

Außerdem findet in der Lunge der Sauerstoffaustausch statt. Beim Einatmen nehmen wir mit jedem Atemzug Sauerstoff auf, beim Ausatmen geben wir ein Teil des Kohlendioxids ab.

Sauerstoff wird hierbei über das Blut in die Lunge transportiert, Kohlendioxid nimmt dagegen die entgegengesetzte Richtung, also weg von der Lunge. Da Kohlendioxid sauer reagiert, ist es immens wichtig, dass wir uns beim Ausatmen von diesem gefährlichen Gas befreien. Oft werden wir das schädliche Kohlendioxid aber nicht in ausreichendem Maß los, da wir meist zu flach atmen.

Ferner wird die Lymphflüssigkeit durch die Atembewegung in Schwung gebracht. Da das Lymphsystem sozusagen die Kanalisation unseres Körpers ist, – alle abgestorbenen Zellen, Giftstoffe, Proteine bzw. überschüssige Flüssigkeit werden dort abtransportiert bzw. unschädlich gemacht – ist ein ungehemmter Fluss der Lymphe von immenser Bedeutung. Durch tiefes Atmen und bestimmte Übungen kann dieser Prozess um das 15-fache beschleunigt werden.

Übung

Schließen Sie die Augen, Atmen Sie tief durch die Nase ein, die Bauchdecke wölbt sich. Beim Ausatmen zieht sich die Bauchdecke nach innen. Beobachten Sie, wie sich Ihr Atem verändert. Wiederholen Sie die Übung fünfmal.

Atmen für das Immunsystem

Eine tiefe Atmung stärkt die Lunge und schützt vor Erkrankungen. Denn eine verbesserte Atmung führt zur besseren Durchblutung aller Zellen, wodurch unser Körper genügend Abwehrstoffe gegen Infektionskrankheiten bilden. Zudem werden durch eine tiefe und entspannte Atmung Schadstoffe und Krankheitserreger effektiver aus der Lunge sowie allen Körperzellen entfernt. Nicht zuletzt reduziert eine entspannte Atmung Stress und stärkt die Selbstheilungskräfte, wodurch möglichen Infektionskrankheiten wirksam Paroli geboten werden kann.

Den eigenen Atemrhythmus finden

Einen ruhigen und gleichmäßigen Atemrhythmus trainiert man, indem man durch die Nase in den Bauch hinein atmet und etwa doppelt so lange ausatmet. Sowohl das Einatmen, aber insbesondere das Ausatmen führt zur tiefen Entspannung. Beachten sollte man, dass man nach dem Einatmen nicht die Luft anhält, sondern unmittelbar danach ruhig ausatmet. Erst nach einem kompletten Atemvorgang wird eine kurze Atempause eingelegt.

Atmen Sie ganz bewusst und tief ein, halten Sie den Atem hierbei etwas an. Atmen Sie dann doppelt solange aus, wie Sie eingeatmet haben.

Die Ausatmung sollte u. a. deshalb länger dauern als die Einatmung, weil in der Ausatemphase vermehrt Schadstoffe mit der Atemluft ausgeschieden werden.

Warum sollen Sie außerdem nach dem Einatmen die Luft für einen Moment anhalten? - Auf diese Weise wird das Blut mit Sauerstoff versorgt, zusätzlich wird das Lymphsystem angeregt.

Wenn Sie einatmen, sollten Sie ganz tief unten in der Bauchgegend beginnen, berühren Sie hierbei Ihren Bauch, um die Atmung zu spüren. Der Bauch sollte sich beim Einatmen heben und beim Ausatmen senken. Stellen Sie sich vor – um diesen Vorgang einfacher zu gestalten – Sie riechen an einer wohlduftenden Rose oder Sie atmen frische Meeresluft ein.

Atmen Sie zehn Mal bewusst auf diese Weise.

Bei jedem Atemzug hebt und senkt sich das Zwerchfell in der Mitte unseres Körpers. Die vom Zwerchfell ausgelöste Druckwelle, die Atembewegung, setzt sich sowohl nach oben als auch nach unten, durch unseren Körper fort. Mit dem Einatmen nehmen wir Sauerstoff auf, mit dem Ausatmen geben wir kohlendioxidreiche Luft ab. Je größer die Atembewegung ist, desto besser werden unsere Zellen mit Sauerstoff versorgt.

Eine spezielle Atemtherapie verhilft zu einer verbesserten Atemtechnik, wobei eine tiefe und entspannte Atmung erzielt werden soll. Dies geschieht auch mithilfe von bestimmten Übungen, die auf die Atmung abgestimmt sind und die zusätzlich zur Verbesserung der Beweglichkeit führen.

Um eine gleichmäßige Atmung zu üben, helfen insbesondere typische, auch beim Sport verwendete Dehnübungen. Während des Dehnens und Lösens soll ein bestimmter, gleichmäßiger Atemrhythmus eingehalten werden, der Atem sollte außerdem zu keiner Zeit während der Übungsphase angehalten werden.

Häufig werden bei der Atemtherapie auch Übungen zur Verbesserung der Beweglichkeit eingesetzt – häufig handelt es sich hierbei um sogenannte Dreh-Dehnlagen. Hierbei liegt der Klient in Rückenlage und konzentriert sich auf die einzelnen Körperteile, die direkt auf der Matte aufliegen – zum Beispiel auf den Rücken oder auf das Gesäß. Hierbei soll der Lernende sich ganz entspannen und sich bewusst „sinken lassen".

Anschließend werden die Knie aufgestellt, hierbei lässt man die Knie zur Seite sinken. Die Arme werden über dem Kopf abgewinkelt, der Kopf wird in entgegengesetzter Richtung zu den Beinen gedreht. Nun werden die Beine abwechselnd nach rechts und links gekippt.

Einfache Übung zum Finden des Atemrhythmus

Setzen Sie sich auf einen Stuhl. Versuchen Sie, bei der Einatmung zu den Händen hin zu atmen. Üben Sie bei der Ausatmung einen leichten Druck mit den Händen aus, um die Ausatmung zu unterstützen.

Zweite Übung zum Finden des Atemrhythmus

Setzen Sie Sich auf einen Stuhl. Lassen Sie die Arme locker an der Seite nach unten hängen. Mit der Einatmung die Handinnenflächen nach vorne drehen und die Schultern nach hinten unten zusammenziehen. Mit der Ausatmung langsam wieder lösen.

Atemtraining – Die besten Übungen

Bewusstes Atmen ist bei Bedarf jederzeit möglich. Das macht die Übungen der Atemtherapie zu einem idealen Helfer im Alltag, um Beschwerden zu lindern und stressige Situationen zu meistern. Schon ein tiefes Seufzen hin und wieder sorgt für eine Komplettbelüftung der Lungen und kann Stress abbauen helfen.

Die Übungen für eine verbesserte Atmung erfolgen teils im Stehen, teils im Sitzen oder am Boden liegend.

An dieser Stelle werden nur Übungen vorgestellt, die einfach durchführbar sind. Die Übungen sind sanft, spielerisch – sie werden jedoch stets mit der nötigen Achtsamkeit und einem Bewusstsein für Körper, Geist und Seele ausgeführt.

Bei den jeweiligen Übungen erfolgt eine Verbindung mit dem Atem, der Atem fließt frei, sowohl in Ruhe als auch in Bewegung.

Der Atem wird frei zugelassen – er wird erfahren, erspürt, dabei ist die Haltung aber immer bedingungs-los und erwartungs-frei. Durch die Atemtherapie können Krankheiten vorgebeugt werden, oder aber geheilt bzw. gelindert werden. Die Selbstheilungskräfte werden gestärkt, eine ganzheitliche Gesundheit – eine Einheit von Körper, Geist und Seele - wird gefördert.

Durch achtsame Atem- und Bewegungsübungen kann ein vertieftes Empfinden für die Atmung sowie in allen Ebenen des Körpers erlebbar werden.

Die gesamte Haltung im Sitzen, im Stehen und im Gehen wird durch achtsames Atmen anders wahrgenommen.

Am Ende jeder Übung erfolgt jeweils ausgiebiges Nachruhen.

Hauchatmung

Hauchen Sie ganz langsam in die Handfläche, so als ob Sie diese anfeuchten wollten. Nun atmen Sie wieder durch die Nase ein. Wiederholen Sie diese Übung, bis Ihre Hand ganz warm geworden ist.

Die Übung führt zu einem tiefen und ruhigen Atemrhythmus.

Aufrichtung des Oberkörpers

Setzen Sie sich auf einen Hocker und lassen Sie die Arme locker neben den Körper hängen.

Drehen Sie nun mit dem Einatmen die Handinnenflächen nach außen, ziehen Sie die Arme leicht hinter den Körper und ziehen Sie die Schulterblätter zusammen.

Beim Ausatmen verfahren Sie umgekehrt, indem Sie die Hände wieder nach vorne drehen, die Arme nach vorne bringen und den Rücken hierbei leicht runden. Wiederholen Sie die Übung circa zehn Mal.

Atmen sie während der Übung ruhig und kontrolliert, achten Sie auf tiefes Ein- und Ausatmen. Die Übung bewirkt eine tiefe Einatmung.

Lippenbremse

Legen Sie Ihre Lippen leicht aufeinander.

Atmen Sie nun gegen den sich aufbauenden Widerstand aus, pressen Sie dabei allerdings nicht die Luft heraus. Halten Sie die Lippen geschlossen, die Ausatmung verläuft passiv gegen den Widerstand Ihrer Lippen. So bekommen Sie ein Gefühl dafür, wie sich Ihre Lunge langsam leert.

Atmen Sie wieder ruhig durch die Nase ein.

Atmen Sie erneut über die Lippenbremse aus. Wiederholen Sie diese Übung mehrmals, bis Sie frei und gleichmäßig atmen können.

Die Lippenbremse kann insbesondere bei Atemnot eingesetzt werden. Auch bei körperlicher Belastung wird die Lippenbremse angewendet, ebenso zur Entspannung.

Zwerchfellatmung

Stellen Sie sich aufrecht hin. Ihre Füße sind hierbei geschlossen, die Arme hängen locker nach unten.

Stellen Sie sich nun vor, Ihr Bauch sei ein Blasebalg, der die Luft durch die Luftröhre hinausbläst. Atmen Sie jetzt langsam durch die Nase ein. Blähen Sie Ihren imaginären Blasebalg weit auf, Ihr Bauch wird sich hierbei nach vorne wölben.

Atmen Sie ruhig und langsam durch die Nase aus. Ihr Blasebalg drückt die Luft aus Ihren Lungen heraus. Ihr Bauch wird hierbei flach und flacher.

Legen Sie zusätzlich Ihre Hände auf den Bauch - So spüren Sie das Heben und Senken Ihres Atems.

Wiederholen Sie diesen Vorgang einige Minuten, bis Sie eine tiefe Entspannung spüren. Ihr Körper ist nun wieder mit Sauerstoff aufgetankt.

Übung für eine gute Bauchatmung

Setzen Sie sich bequem auf einen Stuhl. Heben Sie die Arme während des Einatmens für fünf bis zehn Sekunden seitlich nach oben und führen Sie die Arme mit sanftem Ausatmen wieder nach unten.

Legen sie die Arme am Ende der Bewegung auf den Bauch und warten Sie auf den nächsten Atemzug.

Diese Übung entlastet das Herz, sie hilft bei Schlafstörungen und fördert den Stoffwechsel.

Kutschersitz

Der Kutschersitz ist eine atementlastende Position. Da die Atmung erleichtert wird, eignet sich die Übung u. a. auch für Asthma- oder COPD-Patienten. Aufgrund des Armstützes wird die Atemhilfsmuskulatur aktiviert, weshalb die Atmung unterstützt wird.

Zum Üben setzen Sie sich bitte leicht breitbeinig auf einen Stuhl, stützen Sie hierbei Ihre Arme auf den Oberschenkeln ab und neigen Sie Ihren Kopf leicht nach vorne. Der Rücken bleibt dabei möglichst gerade. Atmen Sie nun ruhig ein und aus.

Wiederholen Sie die Übung mehrmals.

Drehdehnlage

Diese Übung ermöglicht es, die Atmung bewusst zu lenken, zudem ist tieferes Atmen möglich.

Legen Sie sich mit locker aufgestellten Beinen auf den Rücken und lassen Sie die Beine so weit wie möglich zur rechten Seite kippen.

Platzieren Sie nun Ihren linken Arm ausgestreckt neben dem Kopf auf die rechte Seite. Dehnen Sie mit jeder Einatmung den Arm immer weiter nach oben und nach rechts in Verlängerung des Körpers.

Beim Ausatmen wird die Körperspannung etwas gelöst.

Wiederholen Sie die Übung fünfmal und wechseln Sie anschließend die Seite.

Weitere Übung für die Bauchatmung

Bei dieser Übung kann die Luft optimal in die Lunge fließen.

Zum Üben legen Sie sich auf den Rücken und stellen Sie Ihre Beine leicht gewinkelt an. Falls es für Sie bequemer ist, können Sie Ihren Kopf auf ein kleines Kissen betten.

Legen Sie nun Ihre Hände locker auf den Bauch, atmen Sie langsam und tief durch die Nase ein, bis sich der Bauch unter Ihren Händen leicht anhebt. Versuchen Sie, die Atmung gezielt in den Bauch zu lenken. Ihre Hände dienen hierbei dem Nachspüren des sich hebenden Bauchs.

Wiederholen Sie die Übung circa fünf Mal.

Übung für die Brustatmung

Bei der Brustatmung heben sich sowohl der Brustkorb als auch die Rippen. Die Lunge dehnt sich hierbei aus und vergrößert den Brustraum.

Zum Üben legen Sie sich auf den Rücken und stellen Sie Ihre Beine leicht gewinkelt an. Den Kopf können Sie ggf. auf ein kleines Kissen betten, falls dies für Sie bequemer ist.

Legen Sie die Hände nun locker auf die Brust, atmen Sie langsam und tief durch die Nase ein, bis sich der Brustkorb unter Ihren Händen leicht hebt.

Versuchen Sie, die Atmung gezielt in die Brust zu lenken, Ihre Hände dienen dabei dem Nachspüren des sich hebenden Brustkorbs. So können Sie die bewusste Brustatmung besser kontrollieren.
Wiederholen Sie die Übung circa fünf Mal.

Vierfüßlerstand

Bei dieser Übung gehen Sie zunächst in den Vierfüßlerstand. Machen Sie anschließend einen Katzenbuckel – die Wirbelsäule wird also gebeugt. Strecken Sie danach die Wirbelsäule langsam und bewusst. Setzen Sie dann die Fingerspitzen unmittelbar vor den aufgestützten Knien auf den Boden. Nun wird die Katzenbuckelstellung eingenommen, dann die Wirbelsäule erneut durchgestreckt, um den Brustwirbelsäulenbereich zu trainieren.
Wiederholen Sie die Übung circa fünf Mal.

Übung zur Entspannung

Legen Sie sich auf den Rücken und legen Sie die Hände locker auf dem Bauch ab. Atmen Sie ruhig, während Sie sanft mit Ihren Händen über die Bauchdecke streichen.
Diese Übung dient der Entschleunigung der Atmung sowie der tiefen Entspannung.

Übung für besseres Einschlafen

Falls Sie Mühe haben, einzuschlafen, können Sie Ihre Aufmerksamkeit voll und ganz auf Ihre Atmung ausrichten - und dabei alles andere um sich herum vergessen. Unter dieser Voraussetzung kommt der Geist zur Ruhe und das Karussell der Gedanken wird allmählich angehalten. Sie können dann friedlich und unbesorgt einschlummern.

Den Körper am Morgen mit Sauerstoff anreichern

Dieses Mini-Programm am Morgen sorgt für Wachheit und Vitalität, vertreibt jede Müdigkeit aus den Gliedern – und zwar ganz einfach, und ohne Schweiß.
Stehen Sie auf, räkeln und strecken Sie sich. Öffnen Sie das Fenster und atmen Sie zwanzig Mal tief ein und aus. Bei dieser Übung wird jede einzelne Zelle unseres Körpers mit Sauerstoff versorgt.

Richtig atmen beim Sport

Eine tiefe Atmung ist auch beim Sport, insbesondere beim Laufen, von immenser Bedeutung. Deshalb ist es umso verwunderlicher, dass wir beim Training kaum bewusst mit dem Atem arbeiten, obwohl die richtige Atemtechnik essenziell ist.

Vielmehr ziehen wir automatisch die Luft in unsere Lungen und pusten die verbrauchten Gase wieder aus. Ohne groß darüber nachzudenken, wird der Körper auf diese Weise mit Sauerstoff versorgt.

Beim Sport ist es jedoch wichtig, gleichmäßig und kontrolliert zu atmen. Der Mund sollte beim Trainieren stets geschlossen bleiben – wenn dies schwerfällt, ist dies ein Anzeichen dafür, dass das Tempo und die Anstrengung zu groß sind.

So sollte beim Training immer eine Atmung durch die Nase möglich sein – dies ist dann Zeichen eines perfekten Trainingstempos.

Steigern Sie Ihr Trainingstempo langsam, aber kontinuierlich bis zu dem Punkt, an dem noch eine gleichmäßige Nasenatmung möglich ist.

Wenn der Atemrhythmus ungleichmäßig wird, und durcheinandergerät und Sie den Mund öffnen müssen, sollten Sie die Trainingsintensität herunterschrauben.

Hält man den Mund konsequent geschlossen, entwickelt sich ein gleichmäßiger und gesunder Atemrhythmus.

Die Nasenatmung hat auch den Vorteil, dass die Luft vorgewärmt wird (was gerade in der Winterzeit vorteilhaft ist). Die Luft wird bei der Nasenatmung aber nicht nur erwärmt, sondern auch gereinigt, gefiltert und befeuchtet.

Generell sollte jeder Sportler beim Laufen seinen eigenen Atemrhythmus finden. Tatsache ist aber auch, dass die meisten Läufer nur maximal 50 % ihres Lungenvolumens nutzen. Dennoch empfiehlt man heutzutage, die Atmung individuell zu rhythmisieren.

Der Schlüssel für eine gesunde Atemtechnik ist jedoch eine tiefe Bauchatmung, um mehr Luft und damit mehr Sauerstoff zu tanken. Das Zwerchfell sollte hierbei stets arbeiten und optimal eingesetzt werden. Denn erst durch eine konsequente Zwerchfellatmung kann das gesamte Lungenvolumen zum Einsatz kommen.

Typisch für die tiefe Bauchatmung (Zwerchfellatmung) ist das langsame und gleichmäßige Heben und Senken der Bauchdecke.

Die tiefe Bauchatmung beugt zudem auch dem unangenehmen Seitenstechen vor. Seitenstechen kommt insbesondere bei ungeübten Sportlern vor – es handelt sich beim Seitenstechen um starke, krampfartige Stiche unterhalb des letzten Rippenbogens auf der rechten und/ oder linken Seite.

Ursache für Seitenstechen ist ein irritiertes Zwerchfell unter Belastung, was darauf zurückzuführen ist, dass das Zwerchfell ungewohnt belastet wird, aber nicht genügend durchblutet wird.

Auch Sprechen während des Trainings kann zu Seitenstechen führen, weil durch Sprechen der Atemrhythmus gestört wird.

Um Seitenstechen und andere Irritationen zu vermeiden, sollten außerdem etwa zwei Stunden vor dem Lauftraining keine üppigen Mahlzeiten verzehrt werden.

Sollten trotzdem Schmerzen auftreten, reduzieren Sie bitte das Lauftempo. Atmen Sie dann tief und regelmäßig in den Bauch.

Atemregeneration nach dem Training

Nach dem Training sollte immer eine Abwärmphase stattfinden. In der Cool-down-Phase (Abwärmphase) sollten Sie fünf Minuten langsam und locker gehen.

Atmen Sie hierbei gleichmäßig durch die Nase aus.

Halten Sie dann die Nase mit den Fingern zu. Der Atem wird zwei bis fünf Sekunden lang angehalten.

Atmen Sie anschließend zehn Sekunden lang wieder normal durch die Nase.

Wiederholen Sie die ersten drei Schritte.

Atemübung an der frischen Luft

Gehen Sie nach draußen, an die frische Luft, und atmen Sie tief ein und aus, soweit dies möglich ist. Gleichzeitig können Sie beim Ausatmen in die Hocke gehen, bis Ihnen die Puste ausgeht. Richten Sie sich beim Einatmen wieder voll auf.

Wiederholen Sie die Übung mindestens drei Mal.

Lockerungsübung

Lockern Sie den rechten Arm und die Hand. Schwingen Sie den Arm bei gleichzeitigem Einatmen so lange wie möglich nach hinten, bei der Ausatmung so lange wie möglich nach vorne. Die gleiche Übung mit dem linken Arm wiederholen. Wichtig: Arme und Finger bleiben bei der Übung stets locker, die Muskulatur ist entspannt. Wiederholen Sie die Übung circa fünf Mal. Die Übung dient der Lockerung und Entspannung.

Atemwahrnehmung

Unsere Atmung ist neben der Herzfunktion zweifellos eine der wesentlichen, spontanen Funktionen unseres physischen Körpers. Und dennoch messen wir dem Atem in unserem Alltag wenig Bedeutung bei oder wir vernachlässigen ihn sogar gänzlich. Erst wenn wir einmal so richtig außer Atem geraten sind oder wenn sich psychische oder physische Beschwerden einstellen, wird uns deutlich, was Atmen eigentlich bedeutet. Denn meist atmen wir zu flach, im Alltag, in Stresssituationen und auch bei Tätigkeiten, die volle Konzentration erfordern.

Atmen ist jedoch lebenswichtig, auch wenn wir uns dessen oft gar nicht bewusst sind. Denn während wir etwa einen Monat ohne Essen auskommen und ungefähr eine Woche ohne Trinken, können wir nur wenige Minuten ohne Atmung überleben. Das Bemerkenswerte daran ist, dass wir uns nicht weiter um die Atmung kümmern müssen, und sie trotzdem funktioniert.

Die Feueratmung

Die Feueratmung ist eine spezielle Form der Reinigungsatmung, welche dazu geeignet ist, den Körper gründlich zu entgiften. Da bei dieser Form der Atmung sehr schnell geatmet wird, wird die Lunge gereinigt und der Sauerstoffgehalt des Blutes wird stark erhöht. Die Lungenkapazität erhöht sich, Kreislauf- und Herztätigkeit verbessern sich, der Körper wird mit neuer Energie versorgt. Die Atemwege werden gründlich gereinigt, daher ist die Feueratmung eine gute Vorbeugung von Heuschnupfen, Asthma, verstopften oder entzündeten Nasennebenhöhlen sowie Erkältungskrankheiten. Weiter werden Leber, Herz und Magen auf wohltuende Weise massiert. Der ganze Körper wird gereinigt, und entschlackt, Stoffwechselvorgänge werden verbessert. Das Sonnengeflecht wird aktiviert und das innere Feuer wird angeregt.

Üblicherweise wird die Schnellatmung im Sitzen ausgeführt, sie kann aber auch im Stehen oder Gehen erfolgen. Die Atmung erfolgt mit deutlicher Betonung der Ausatmung, welche kraftvoll und aktiv ist, während die Einatmung passiv ist und reflektorisch erfolgt. Der Übende konzentriert sich ganz auf die Ausatmung, die Einatmung erfolgt automatisch.

Die verstärkte Ausatmung bedingt die stark reinigende Kraft dieser Übung. Beim Einatmen hebt sich die Bauchdecke, beim Ausatmen senkt sie sich. Es wird tief und entspannt geatmet. Man beginnt zunächst mit ca. 20 Atemstößen, später kann man auf 40 bis 60 Atemstöße steigern.

Während der Übung verharren Kopf und Oberkörper in Ruhe, nur die Bauchdecke wird bewegt. Die Feueratmung wird häufig mit der Wechselatmung kombiniert, welche nach der Schnellatmung praktiziert wird.

Die Schnellatmung wird auch als Mittel zur Bewusstseinsveränderung eingesetzt. Der Kopf wird leer und frei, die Gedanken werden unterbrochen. Deshalb dient die Schnellatmung auch zur Vorbereitung der Meditation.

Atemtherapie

Tiefes Atmen

Sie lernen, Ihren ureigenen Atemrhythmus wieder zu finden, um ihn als Kraftquelle zu nutzen. Die Selbstheilungskräfte werden geweckt und die Widerstandskraft gegen krankmachende Einflüsse wächst. Ein Entwicklungsprozess wird in Gang gesetzt, welcher weitreichende Auswirkungen auf Ihr Wohlbefinden hat.

Die Arbeit am Atem bedeutet kontinuierliches Geben und Nehmen – Beim Einatmen nehmen wir Luft auf, beim Ausatmen geben wir die verbrauchte Luft wieder ab.

Die Zwischenrippenmuskeln sind hierbei die wichtigsten und stärksten Atemmuskeln. Ein Training dieser Muskeln kann nur über die tiefe Atmung erfolgen.

Bei tiefer Atmung schaltet der Körper gleichzeitig vom Sympathikus auf den Parasympathikus um – also vom Aktivitäts- in den Ruhemodus.

Auf diese Weise kann das tiefe Atmen als effektive Entspannungstherapie erfahren werden.

Die Atemwahrnehmung – Grundlage für das Erlernen von Atemtechniken

Die Wahrnehmung bzw. Beobachtung der eigenen Atmung ist die Grundlage bzw. Voraussetzung für das Erlernen von Atemtechniken.

Erst durch die bewusste Atmung lassen sich bestimmte Merkmale wie die eigene Atemhäufigkeit oder die zeitliche Länge der Ein- und Ausatmung (der Atemrhythmus) erfühlen. Die Atemwahrnehmung hilft auch dabei, festzustellen, ob eine Brust- oder Bauchatmung vorliegt, ob die Atmung tief oder flach ist und ob Atemgeräusche zu hören sind.

Um die Atemwahrnehmung zu üben, benötigen Sie vor allem Ruhe, Zeit und eine bequeme Körperhaltung.

Legen Sie Ihre Hände auf den Bauch und die Brust und konzentrieren Sie sich ganz auf Ihre Atmung. Versuchen Sie zu erspüren, zu fühlen, wie Sie atmen.

Wie atme ich?

Atme ich tief oder flach, schnell oder langsam?

Atme ich durch die Nase oder durch den Mund?

Atme ich leise oder sind Atemgeräusche zu hören?

Wie lange dauern die Ein- bzw. die Ausatmung?

Wo kann ich die Atembewegung am meisten spüren?

Wie lange dauert die Pause nach der Ausatmung?

Was passiert, wenn Sie eine Hand auf Ihren Bauch legen? Hebt sich die Bauchdecke oder ziehen Sie den Bauch ein? Oder bewegt sich der Bauch überhaupt nicht und nur die Brust hebt und senkt sich ein wenig?

Die Atemwahrnehmung wird fortgesetzt mit Übungen des bewussten Atmens – also z. B. durch gezieltes Atmen in den Bauch oder in die Brust.

Idealerweise wird gefühlt und erspürt, wie sich die Atmung vom Zwerchfell in Richtung Bauch anfühlt. Gleichzeitig wird der Atem bewusst in Körperregionen geleitet, wo er sonst weniger präsent ist.

Entspannende Gedanken und Worte begleiten die tiefe Atmung. Folgende Worte können bspw. gewählt werden: ***Ich spüre meinen Atem…die Gedanken kommen und gehen…ich lasse die Gedanken vorbei ziehen, wie Wolken am Himmel…ich halte sie nicht fest…zulassen und ziehen lassen…ich vertraue mir und meiner Atmung…ich bewerte nicht, ich fühle…es atmet mich…ich bin Atem…ich nehme den Atem an und lasse ihn zu…***

Hierbei wird tief in den Bauch geatmet, die Rippen weiten sich.

Der Atem wird verbunden - Der Atem fließt frei.

Wir nehmen den Atem an – Atmen wird zum (heilsamen) Selbstzweck. Wir konzentrieren uns nur auf die Atmung. Verweilen im Hier und Jetzt. Wir halten inne, im Moment. Das Denken kommt zur Ruhe, der Geist wird beruhigt und gereinigt. Die Gedanken gewinnen an Klarheit.

Ein Satz aus der Atemtherapie nach **Ilse Middendorf** lautet etwa ***„Wir lassen den Atem kommen, wir lassen ihn gehen und warten, bis er von selbst wieder kommt."*** Dieser Satz verdeutlicht, welches Vertrauen in die Atmung gelegt wird und welch' heilende Beziehung man zur eigenen Atmung entwickeln kann.

Innere Achtsamkeit und Sammlung begleiten hierbei die Übungen. Durch bewusstes Nachspüren können Veränderungen (Empfindungen, Gefühle, Gedanken) wahrgenommen werden.

Es wird sanft und leicht, aber dennoch tief und kraftvoll geatmet. Widerstände, die gespürt werden, werden losgelassen. Man kommt aus dem Denken und der Anstrengung heraus – man gleitet über ins Fühlen und Spüren.

Die Energie kommt ins Fließen. Körper und Seele kommen zur Ruhe. Man wird friedlicher, gelassener, entspannter - und kann somit besser mit belastenden Emotionen umgehen und ohne Wertung die eigenen Gefühle und die der anderen erleben.

Atemtherapie

Bei der Atemtherapie wird der Klient angeleitet, seine gesamte Aufmerksamkeit auf den Atem zu lenken. Die Atmung wird bewusst wahrgenommen, es wird erspürt, wo und wie der Atem fließt. Auf diese Weise entsteht wieder Kontakt mit dem eigenem Körper und der Seele sowie mit den damit verbundenen Gedanken und Gefühlen.

Ziel der Atemtherapie sind die Koordinierung, Optimierung und Ökonomisierung der einzelnen Bewegungsabläufe bei der Atmung.

Bspw. wird mittels atemtherapeutischer Maßnahmen die Zwerchfellaktivität verbessert. Dadurch werden nicht nur Pneumonien vorgebeugt, sondern auch die Funktion der inneren Organe unterstützt.

Die entspannte Atmung lässt uns in Stresssituationen die innere Ruhe und Gelassenheit bewahren – man kann die richtige Atmung fürwahr als natürliches Anti-Stressmittel erster Wahl bezeichnen.

Die Atmung ist ein sensibler Messfühler für die Gemütslage eines Menschen. Wer die Kunst des richtigen Atmens beherrscht, hat indes das beste Rezept, um entspannt und gelassen zu bleiben.

Viele Atemübungen sind außerdem in verschiedene Entspannungstechniken integriert (z. B. Yoga, Progressive Muskelentspannung nach Jacobson, Autogenes Training, Meditation). Wenn Sie bspw. während einer geführten Meditation bei einer Atemtherapie-Sitzung bewusst atmen, beginnen Sie, Ihren Körper intensiver zu spüren.

Die Atemtherapie führt Sie dann zunächst in Ihren Körper zurück.

Dann kommt die weitere Verbindungsfunktion unseres Atems zum Tragen: Dieser verbindet das Bewusstsein mit dem Unterbewusstsein. So können Sie sich von bestimmten belastenden Gedanken und Konzepten lösen und stattdessen zu Klarheit und innerer Stärke zurückfinden.

An Stellen, wo Ihr Atem nicht frei fließt, kommen Sie in Kontakt mit Ihren inneren Blockaden. Hier können Sie mithilfe der Atemtherapie eine wesentliche Erfahrung machen: Dass Sie auch bei stark belastenden Emotionen wie Angst und Trauer ebenso wie bei körperlichen Schmerzen weiter atmen können. Infolgedessen kann der Widerstand gegen das, was uns belastet und im Allgemeinen von der bewussten Wahrnehmung ausgeschlossen wird, aufgegeben werden. So können verdrängte und selbst stark blockierende Erlebnisse endlich zu dem werden, was sie sind: eine Erfahrung, die bewusst integriert werden kann - und dadurch ihren bisher anscheinend überwältigenden Charakter verliert.

Denn Unterdrückung und Widerstand bewirken beim Energie- und Atemstrom im Körper Störungen und Hindernisse, die sich in verschiedenen Formen von Atemhemmungen niederschlagen.

Durch die bewusste Verbindung der Einatmung mit der Ausatmung – in einem entspannten Rhythmus – werden solche Atemhemmungen wahrnehmbar.

Das verbundene kreisförmige Atmen schafft dagegen Kontakt mit unseren Gefühlen und Gedanken. Vergangene schmerzliche Erfahrungen können auf diese Weise integriert werden, sowohl seelische als auch körperliche Blockaden lösen sich auf. Tiefe Gefühle von Frieden und Glück werden wieder spürbar, wenn wir unsere einschränkenden Gedanken aufgeben.

Der Atemrhythmus lässt Rückschlüsse auf den Gesundheitszustand zu

Beobachtet man den Atemfluss, kann man daraus Rückschlüsse auf die Art und Weise, wie der Mensch mit seinem Körper und seiner Seele umgeht, ziehen. Im Alltag und im Laufe unseres Lebens verlieren wir unseren freien und gesunden Atem – und damit die natürliche Fähigkeit, uns selbst wieder in Balance zu bringen. Viele psychische und physische Beeinträchtigungen stehen in Verbindung mit einer eingeschränkten Atmung.

Unsere Atmung nehmen wir oft erst wahr, wenn sie sich verengt hat, wenn wir uns etwa bereits für ein paar tiefere Atemzüge anstrengen müssen. Auch wer psychisch belastet ist, oder muskulär verspannt ist, atmet meist flach und weit oben in den Brustkorb.

Verbunden damit nimmt unsere Körperwahrnehmung ab, gleichzeitig wachsen innere Unruhe und Erschöpfung. Unsere Energie ballt sich ausschließlich im Kopf zusammen, wir sind nicht mehr bei uns selbst. Unsere Ganzheitlichkeit schwindet, sowie die Fähigkeit, mit allen Sinnen zu erleben. Die Fertigkeit, zu fühlen und zu spüren, ist nur noch rudimentär vorhanden. In diesem Zustand werden Denken, Empfinden und Handeln anfällig.

Geschieht dies nur vorübergehend, ist dies unbedenklich. Dauerhaft flaches Atmen kann allerdings funktionelle Störungen wie psychosomatische Beschwerden, Verdauungsprobleme oder sogar Herz-Rhythmusstörungen nach sich ziehen.

Denn jeder Reiz von außen, und sei er noch so klein, sowie jede geringste Regung unsere Seele, verändern die Atmung.

Leidet die Psyche, empfinden wir Angst, Ärger, Trauer oder Wut - dann wird der Atem im Handumdrehen flach, kurz, gehetzt und gehemmt. Statt entspannt in den Bauch zu atmen, findet die Atmung nur noch im oberen Brustbereich statt. Diese ungenügende Brustatmung tritt auch auf, wenn wir zu lange sitzen. Der Bauch ist dann eingeengt, der Rücken wird krumm, und es kommt zwangsläufig zu Verspannungen. Beim Ausatmen sinkt man dagegen etwas zusammen, wodurch ebenfalls der Energiefluss gehemmt wird.

Weiter wird bei zu wenig Bewegung, bei Vorliegen von Stress und Hektik, die Bewegung des Zwerchfells eingeschränkt, sodass eine Fehlatmung entsteht.

Gelingt es dem Menschen, seinen (falschen) Atemrhythmus zu verändern, kann er im Umkehrschluss seinen Körper und seine Seele positiv beeinflussen. Das Wiedererlernen der individuellen, richtigen Atmung kann helfen, dass man wieder leistungsfähiger wird und sich wohliger, leichter und entspannter fühlt.

Die Atemtherapie bietet also eine echte Hilfe, denn sie zeigt Wege zur inneren Ruhe und Ausgeglichenheit, sie stabilisiert unsere Gesundheit und wir spüren wieder unsere ganze Lebenskraft und Vitalität.

Wann hilft eine Atemtherapie

Die Atmung ist eine unserer vitalsten Kraftquellen überhaupt, weshalb dem Atem generell viel mehr Aufmerksamkeit geschenkt werden sollte.

Eine Atemtherapie ist eine tief greifende Heilmethode, die sich unmittelbar und nachhaltig auf die Lebensqualität auswirkt. Es ist eine ausgesprochen kraftvolle, körperorientierte Methode, die das innere Ungleichgewicht wieder in Balance bringt. Die Atemtherapie erzeugt eine tiefe Verbindung von Körper, Geist und Seele, sie wirkt wie ein Katalysator auf die körpereigene Selbstregulation und kann dabei psychische und körperliche Blockaden lösen.

Bei Freude ist die Atmung beschleunigt, Schreckmomente führen dagegen zu einer Hemmung der Atmung. Bei Angst ziehen sich die Muskeln der Brust und des Zwerchfells zusammen und verkrampfen. Durch den Mangel an Luft in der Lunge entsteht die Empfindung von Angst. Bei Freude weist das Zwerchfell dagegen einen großen Hub auf.

Besonders in Zeiten starker Belastung, bei Stress und emotionalen Krisen ist bewusstes Atmen ein wunderbarer Weg, die eigene Mitte und das Gleichgewicht zu stärken sowie das innere und äußere Wachstum zu unterstützen.

Der Atem wird jedoch auch von jeder einzelnen Bewegung, die wir ausführen, beeinflusst. So wie wir stehen, sitzen, liegen und uns bewegen - so werden wir durch den Atem bewegt.

Die volle Atembewegung ist ein Weit- und Schmalwerden als kompliziertes Zusammenspiel gleichgerichteter, nachgeordneter und entgegengesetzter Kräfte, in deren Mittelpunkt die Bewegung des Zwerchfells steht.

Durch viele ungünstige Faktoren entstehen im Laufe des Lebens verspannte und falsche Atemmuster, die eine optimale Atmung behindern und somit zur Beeinträchtigung der gesamtgesundheitlichen Situation beitragen. In all diesen Situationen ist eine Atemtherapie angezeigt.

Besonders bei folgenden Beschwerden/ Indikationen ist eine Atemtherapie angezeigt

- Atemwegserkrankungen wie Asthma bronchiale, chronische Bronchitis, chronisch obstruktive Bronchitis (COPD), Lungenfibrose.
- Migräne, Kopfschmerzen
- Gelenk- und Muskelschmerzen
- Rückenschmerzen
- Haltungsprobleme/ Krummer Rücken
- Panikattacken, Angst, Burn-out, Depressionen
- Stoffwechselstörungen
- Schlafstörungen
- Sprechstörungen

Schüßler-Salze zum Entgiften und Stärken

Schüßler-Salze sind Mineralsalze in homöopathischer Dosierung. Die Therapie geht auf den homöopathischen Arzt Dr. med. Wilhelm Heinrich Schüßler (1821-1898) zurück. Schüßler ging davon aus, dass sämtliche Krankheiten durch Störungen des Mineralstoffhaushalts in den Körperzellen entstehen und entsprechend durch die Gabe homöopathischer Dosen der Mineralsalze geheilt werden können. Schüßler führte zudem die sogenannte Antlitzdiagnose durch – wonach verschiedene fehlende Mineralstoffe an bestimmten Merkmalen im Gesicht erkennbar sind.

Schüßler-Salze sind nicht mit einer Substitution von Mineralstoffen in hoher Dosierung vergleichbar – Schüßler-Salze sind vielmehr entwickelt, um den Mineralstoffhaushalt der Zellen zu regulieren und so die Selbstheilungskräfte des Körpers zu aktivieren. Die speziell aufbereiteten Salze können direkt von den Zellen aufgenommen werden und dort die chemischen Abläufe normalisieren. Auf diese Weise wird das natürliche Gleichgewicht der Zellen wieder hergestellt, die Ursache der Erkrankung wird beseitigt.

Schüßler-Salze erfreuen sich immer größerer Beliebtheit, da sie wirksam, fast frei von Nebenwirkungen und zudem preiswert sind. Die Zahl der Anhänger der Schüßler-Salze wächst daher kontinuierlich und immer mehr Leute setzen auf die bewährte Therapie.

Schüßler-Salze werden als potenzierte Mittel in Tablettenform angewendet, diese lässt man langsam im Mund zergehen. Je länger das Mineralsalz Kontakt mit der Mundhöhle hat, desto intensiver ist die Wirkung. Schüßler–Salze gibt es in verschiedenen Potenzen, wobei D 6 als die Regelpotenz gilt. Es gibt 12 Schüßler-Funktionsmittel und weitere 15 Ergänzungsmittel.

Schüßler-Salze können direkt von den Zellen des Körpers aufgenommen werden, da sie nicht den Verdauungstrakt passieren müssen. So kann sich die Wirkung auf subtile, aber effektive Weise in jeder Zelle entfalten.

Was die Dosierung der Salze betrifft, gibt es unterschiedliche Meinungen. Manche Homöopathen empfehlen die hoch dosierte Anwendung – gerade zu Beginn der Behandlung. Ich empfehle allerdings eher die Standardempfehlung von 3 x tgl. 1 Tablette (Ausnahme: die Heißen 7). Die Schüßler-Tabletten können direkt eingenommen werden oder aber zuvor in heißem Wasser aufgelöst werden. In diesem Fall trinkt man das heiße Wasser mit den aufgelösten Tabletten schlückchenweise, vor dem Schlucken belässt man die Flüssigkeit noch für einige Zeit in der Mundhöhle.

Löst man die Tabletten in Wasser auf, so verwende man einen Plastik- oder Holzlöffel, niemals einen Metalllöffel.

Auch über die Anzahl der Schüßler-Salze, die man gleichzeitig einnehmen kann, herrscht Uneinigkeit. Manche Homöopathen empfehlen, nur ein Schüßler-Salz zu nehmen, manche sehen dagegen überhaupt kein Limit bei der Anwendung von Schüßler-Salzen. Ich spreche die Empfehlung aus, nicht mehr als drei Schüßler-Salze gleichzeitig anzuwenden.

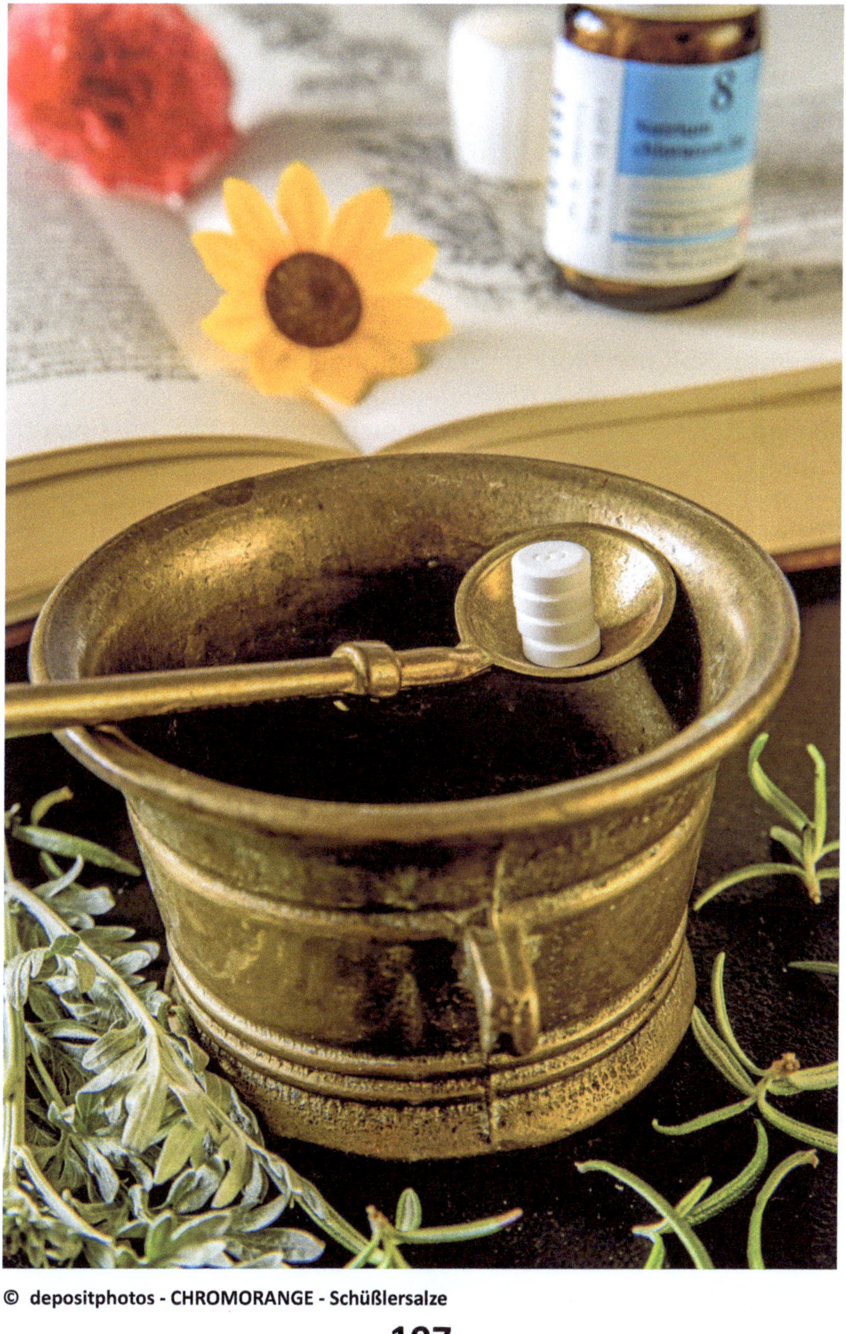

© depositphotos - CHROMORANGE - Schüßlersalze

Schüßler-Salze zum Stärken und Entgiften der Lunge

Schüßler-Salz Nr. 4: Kalium chloratum D 6

(Kaliumchlorid)

Kaliumchlorid spielt eine große Rolle bei der Entgiftung der Lunge, auch ist das Mineral in der Lage, entzündliche Prozesse in der Lunge vorzubeugen oder zu behandeln. Kalium chloratum macht viele in die Lunge eindringende Giftstoffe unschädlich. Das gilt insbesondere auch für gasförmige Narkotika, so wird Kaliumchlorid häufig zur Nachbehandlung von Narkosen eingesetzt. Weiter bekämpft Kalium chloratum Entzündungen im zweiten Stadium, welche durch fibrinöse Absonderungen und seröse Exsudate gekennzeichnet sind. Ist der Körper nicht in der Lage, die Entzündungen durch körpereigene Abwehrreaktionen in Schach zu halten, so breitet sich die Entzündung rasch im Körper aus. Solche Entzündungsprozesse zeigen sich z. B. in Form von schleimigem Husten sowie Katarrhen mit Absonderungen. Bei der Anwendung von Kalium chloratum ist auch die äußerliche Applikation in Form von Salben oder Breiauflagen hilfreich.

Schüßler-Salz Nr. 5: Kalium phosporicum D 6

(Kaliumphosphat)

Kaliumphosphat unterstützt die Regenerationskraft des gesamten Körpers, insbesondere auch die der Lunge – sämtliche Zellen und Gewebe werden erneuert. Kaliumphosphat wird generell zur Kräftigung und Roborisierung eingesetzt, sowohl beim kranken als auch beim gesunden Organismus. Auch die Funktion der Lunge wird gestärkt und vitalisiert. Deshalb ist Kaliumphosphat gerade auch bei Lungenerkrankungen, die mit allgemeiner Schwäche einhergehen, indiziert. Da Kaliumphosphat auch antiseptisch und entzündungswidrig wirkt, ist es auch bei entzündlichen Lungenerkrankungen einsetzbar. Kaliumphosphat gilt als Energiemittel zur Stärkung der Lebenskräfte und kann grundsätzlich bei jeder Krankheit und bei großer Erschöpfung eingesetzt werden.

Kalium phosphoricum sollte immer über einen längeren Zeitraum eingenommen werden. Aufgrund der anregenden Wirkung empfiehlt sich die Einnahme in den Vormittags- und frühen Nachmittagsstunden.

Schüßler-Salz Nr. 24: Arsenum jodatum D 12

(Arsentrijodid, Jodarsen)

Arsenum jodatum gehört zu den biochemischen Erweiterungsstoffen. Die biochemischen Erweiterungsmittel sollten grundsätzlich in der Potenz D 12 eingenommen werden. Diese Empfehlung rührt von der Tatsache her, dass die Erweiterungsstoffe nur in sehr feiner Verdünnung im Körper vorkommen.

Arsenum jodatum stärkt die Lungenfunktion, indem es auf die serösen Häute der Lunge wirkt. Es wird hauptsächlich als Stärkungsmittel bei verminderter Lungenfunktion empfohlen, bei Schwächung der Lunge bei/nach Lungenkrankheiten und bei zähem Bronchialsekret. Auch bei chronischer Bronchitis und Bronchialasthma leistet Arsenum jodatum gute Dienste, insbesondere wenn die Krankheitsbilder mit Schwäche einhergehen. Denn Arsenum jodatum gilt auch als allgemeines Stärkungsmittel, sowie als Entgiftungsmittel für alle Zellen. Arsenum jodatum hat eine ausgesprochen reinigende und den Zellstoffwechsel regulierende Wirkung. Arsen mobilisiert in Geweben fixiertes Gift, Jod bringt es zur Ausscheidung.

Mein Tipp

Wenden Sie alle genannten Schüßler-Salze im Rahmen einer sogenannten Detox-Kur an. Durch die kombinierte Anwendung der Salze wird der gesamte Körper gereinigt und entgiftet. Während der Kur empfiehlt sich – um die Wirkung der Anwendung zu steigern – moderate Bewegung (z. B. Spazierengehen), auf diese Weise werden alle Organe optimal durchblutet und die entgiftende Wirkung der Schüßler-Salze kann sich optimal entfalten. Trinken Sie während der Kur mindestens 2,5 Liter stilles Wasser pro Tag, um den Entgiftungs- und Entschlackungsprozess zu unterstützen. Eine vier- bis sechswöchige Durchführung der Kur ist ratsam.

Homöopathische Mittel zum Entgiften und Stärken

Der Wunsch nach natürlichen und möglichst nebenwirkungsarmen Behandlungsmöglichkeiten führt immer mehr Menschen zur Homöopathie.

Die Homöopathie wurde von dem deutschen Arzt **Samuel Hahnemann (1755-1843)** begründet, seine Thesen sind in seinem Werk **Organon der Heilkunst (1. Auflage 1810)** festgehalten. Bereits die 1. Auflage enthält alle wesentlichen Theorien der Homöopathie, das Werk wurde aber später noch erheblich umgearbeitet und ergänzt.

Im Gegensatz zur Allopathie – wo meist die Symptome einer Krankheit und nur selten die Ursachen behandelt werden – werden bei der Homöopathie die Selbstheilungskräfte des Körpers aktiviert.

Weiter soll in der Homöopathie ***„Ähnliches durch Ähnliches geheilt werden."*** (**lat. „Similia similibus curentur"**). Das bedeutet, dass ein Reiz gesetzt wird, der ähnlich den zu behandelnden Beschwerden wirkt – auf diese Weise werden die Selbstheilungskräfte des Körpers in Gang gesetzt.

Dies kann man so verstehen: Berührt man etwa Brennnesselblätter, so bilden sich schmerzhafte Blasen auf der Haut. Aus diesem Grund kann die Brennnessel (**lat. Urtica urens**) in der Homöopathie bspw. bei Verbrennungen und Sonnenbrand angewendet werden.

Ein weiteres Beispiel ist die Küchenzwiebel (**lat. Allium cepa**). Jede Hausfrau weiß, dass Zwiebelschneiden kein leichtes Unterfangen ist – tränen doch dabei die Augen und fließt die Nase ohne Unterlass. Diese Tatsache hat sich die Homöopathie zunutze gemacht: Hier wird die Küchenzwiebel in potenzierter Form bei Fließschnupfen, verbunden mit tränenden Augen, angewendet.

Lassen Sie mich ein letztes Beispiel nennen: Wer coffeinhaltige Getränke (Kaffee, schwarzer Tee, Cappuccino usw.) als Schlummertrunk zu sich nimmt, braucht sich freilich nicht über Schlaflosigkeit, Unruhe oder gar Herzklopfen zu wundern. Nimmt man dagegen Coffea (Coffein) in homöopathischer Form am Abend zu sich, so wirkt dieses Mittel bestens bei Schlaflosigkeit, weiter bei unruhigem Schlaf und Aufgedrehtsein.

Wie man sieht, gründet sich die Homöopathie also auf dem Grundsatz, dass ein Wirkstoff, der in seiner Reinform bei einem gesunden Menschen bestimmte (Krankheits-)Symptome oder gar Vergiftungserscheinungen hervorruft, bei einem Kranken mit eben diesen Symptomen hilft, durch Aktivierung der Selbstheilungskräfte wieder gesund zu werden. Nach der Gesundung sind auch die Symptome wie Schnupfen usw. kuriert.

Zu beachten ist, dass bei Anwendung der Hochpotenzen ab D 30, sowie der C-Potenzen und der LM- oder Q-Potenzen, aufgrund der stärkeren Wirkung ein kompetenter Heilpraktiker/homöopathisch arbeitender Arzt zu Rate gezogen werden sollte.

Denn je höher die Potenz ist, umso stärker wirkt das Mittel, da die Energie potenziert wird. Der Körper interagiert mit der auf ihn einwirkenden Energie, auf diese Weise wird die Heilung in Gang gesetzt. Eine Selbstbehandlung ist dagegen bei den Potenzen D 3 bis D 12 vorgesehen. Generell gilt für homöopathische Mittel, dass es am Anfang der Therapie nach einigen Tagen zu einer sogenannten Erstverschlimmerung kommen kann, was aber als Zeichen dafür gewertet werden kann, dass das richtige homöopathische Mittel gewählt wurde. Die Erstverschlimmerung muss aber nicht immer auftreten, diese tritt vor allem bei langwierigen und chronischen Krankheiten auf.

Weiter ist zu beachten, dass bei Anwendung von Homöopathika vom Arzt verordnete schulmedizinische Medikamente keinesfalls abgesetzt werden dürfen oder durch Homöopathika ersetzt werden dürfen.

Jedoch können fast alle Homöopathika mit schulmedizinischen Arzneimitteln kombiniert werden, Wechselwirkungen sind hierbei im Regelfall nicht zu befürchten – im Gegenteil, eine Kombination von schulmedizinischen Arzneimitteln und Homöopathika kann oftmals sehr sinnvoll sein.

Zeigt sich bei der Behandlung mit einem homöopathischen Mittel nach 14 Tagen keine Besserung, so ist auf ein anderes homöopathisches Mittel umzustellen.

Die Behandlung erfolgt so lange, bis die Beschwerden verschwunden sind. Therapiert man über den Zeitpunkt der Heilung hinaus, kehren die Beschwerden oftmals wieder zurück.

Homöopathika sollen stets unabhängig von einer Mahlzeit, also eine halbe Stunde vor dem Essen oder zwei Stunden nach dem Essen, eingenommen werden. Während der Anwendung von Homöopathika sollte auf pfefferminzhaltige bzw. mentholhaltige Zahnpasten verzichtet werden – es gibt spezielle mentholfreie Zahnpasten für homöopathische Zwecke, welchen hier der Verzug gegeben werden sollte.

Auch sollte man bei Einnahme von homöopathischen Mitteln vom Verzehr von Pfefferminzbonbons, Pfefferminztee, Lakritz und Kaugummis (Ausnahme: spezielle homöopathieverträgliche Kaugummis ohne Menthol oder Pfefferminzöl) absehen. Weiter sollte auf scharfe Gewürze, Knoblauch, Alkohol, Nikotin und Cola verzichtet werden. Ist dies nicht möglich, sollte zwischen der Anwendung von Homöopathika und dem Gebrauch der genannten Nahrungs-/Genussmittel ein großzügiger zeitlicher Abstand (ca. zwei Stunden) eingehalten werden. Letztlich sollte man bei der Anwendung von homöopathischen Mitteln auch auf den Genuss von Kräuterlikören und –schnäpsen sowie von chininhaltigen Getränken (z. B. Schweppes) verzichten.

Globuli oder Tabletten sollten niemals mit einem Metalllöffel (Wechselwirkungen mit dem Metall sind möglich), sondern immer mit einem Plastik- oder Holzlöffel eingenommen werden.

Globuli, Tabletten und Dilutionen sind stets an einem trockenen, kühlen Ort aufzubewahren – niemals jedoch im Kühlschrank oder in der Nähe von elektrischen Geräten.

Globuli sollte man zur besseren Resorption (Aufnahme) langsam im Mund zergehen lassen, das Gleiche gilt für Tabletten. Tabletten kann man auch in die Wangentasche legen oder alternativ in warmem Wasser auflösen und dann in kleinen Schlucken trinken. Vor dem Schlucken sollte die Flüssigkeit eine Zeit lang im Mund belassen werden.

Im Folgenden werden Homöopathika zur Entgiftung der diversen Organe beschrieben. Die Behandlung erfolgt entsprechend den vorliegenden Symptomen.

Homöopathische Mittel zum Stärken und Entgiften der Lunge

Antimonium tartaricum

Brechweinstein – (**lat. Antimonium tartaricum auch: Tartarus stibiatus**) - ist ein Salz der Weinsäure. Es ist farblos und durchsichtig, wird unter Lufteinwirkung jedoch weiß und undurchsichtig. Das Salz liegt in kristalliner Form vor. Der Name Brechweinstein rührt daher, dass die Substanz starken Brechreiz auslöst und demzufolge früher als Brechmittel verabreicht wurde. Heute wird Brechweinstein arzneilich nur noch in der Homöopathie eingesetzt.

Die homöopathisch aufbereitete Arznei hat einen starken Bezug zur Lunge. So findet sie z. B. Anwendung bei heftigem Husten mit starker Schleimproduktion in den Bronchien und rasselnder Atmung. Der Auswurf des Sekrets wird erleichtert, da der Patient oft zu schwach ist, den Schleim auszuwerfen. Auch bei Asthma, COPD und Tuberkulose wird Antimonium tartaricum unterstützend gereicht. Bei Ängsten wird Antimonium tartaricum ebenfalls eingesetzt, bspw. bei Angst davor, allein gelassen zu werden.

Symptome, die für die Einnahme von Antimonium tartaricum sprechen:

Niedergeschlagen, ängstlich, hoffnungslos, ruhelos, müde. Benommenheit, Schläfrigkeit, extreme Entkräftung.

Will nicht angesehen oder angefasst werden. Starke Kreislaufprobleme mit Schwindel. Gequälte Atmung. Husten mit Schleim. Gesicht blass oder zyanotisch, eingefallen, bedeckt mit kaltem Schweiß. Ständig Durst, verlangt nach frischem Obst. Abwechselnd Schwitzen und Schüttelfrost. Verbesserung der Symptome durch frische Luft sowie durch aufrechtes Sitzen, zur Verschlechterung des Befindens kommt es durch Wärme, nach Genuss von Milch sowie nach dem Hinlegen und abends.

Bryonia

Die Weiße Zaunrübe (**lat. Bryonia alba**) ist eine seltene Kletterpflanze aus der Familie der Kürbisgewächse (**lat. Cucurbitaceae**). Sie ist eine mehrjährige, schnell wachsende, krautige, 3 bis 5 m lange Rankenkletterpflanze mit einer rübenartigen, verdickten Wurzel. Die Weiße Zaunrübe stammt aus Südeuropa und ist von Skandinavien über Mitteleuropa bis in den Iran und nach Russland eingebürgert. Die Pflanze wächst in Hecken, Zäunen, Mauern sowie an Feld- und an Waldrändern. Generell benötigt die Zaunrübe eine Stütze, um einen sicheren Halt zum Emporwachsen zu finden. Die Weiße Zaunrübe wird auch kultiviert. Die ursprünglich von Hahnemann geprüfte Weiße Zaunrübe (auch Schwarzbeerige Zaunrübe genannt) wird heutzutage in der Homöopathie oft durch die Rotfrüchtige Zaunrübe (**lat. Bryonia dioica = Zweihäusige Zaunrübe**) ersetzt. Die Zaunrübe ist extrem giftig, die homöopathische Zubereitung dagegen bringt die hohe Wirkkraft der Pflanze – Zur Herstellung des Homöopathikums wird die rübenartige, verdickte Wurzel herangezogen.

Bryonia ist in der Homöopathie ein Leitmittel bei Lungenerkrankungen, es wirkt bei Infektionen der oberen Atemwege, bei trockenem und schmerzhaftem Husten sowie bei Stechen im Brustraum. Außerdem hilft Bryonia bei Erkältungen und grippalen Infekten, bei Schupfen, bei Nasennebenhöhlen- und Stirnhöhlenentzündungen, sowie bei Hals- und Ohrenschmerzen.

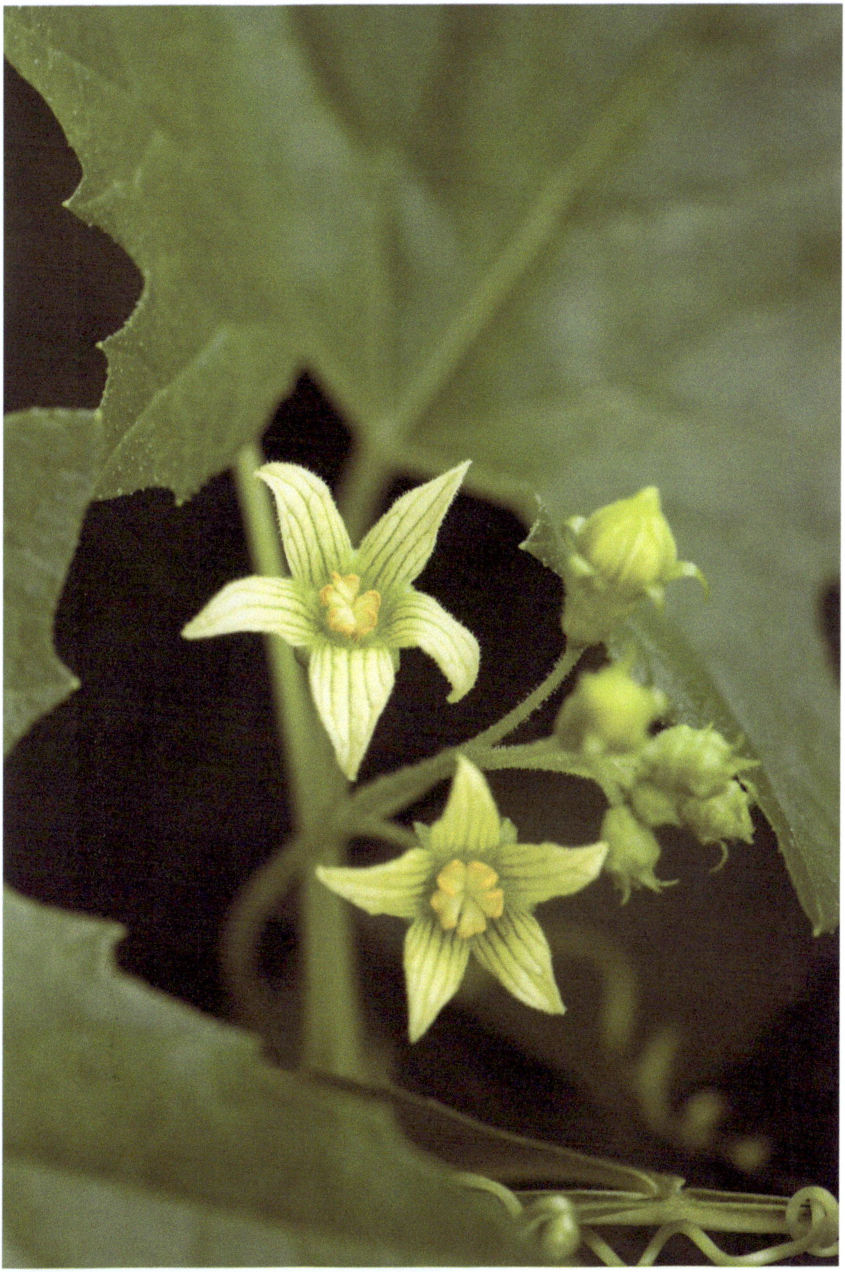

© depositphotos - dabjola - Die weisse Zaunrübe

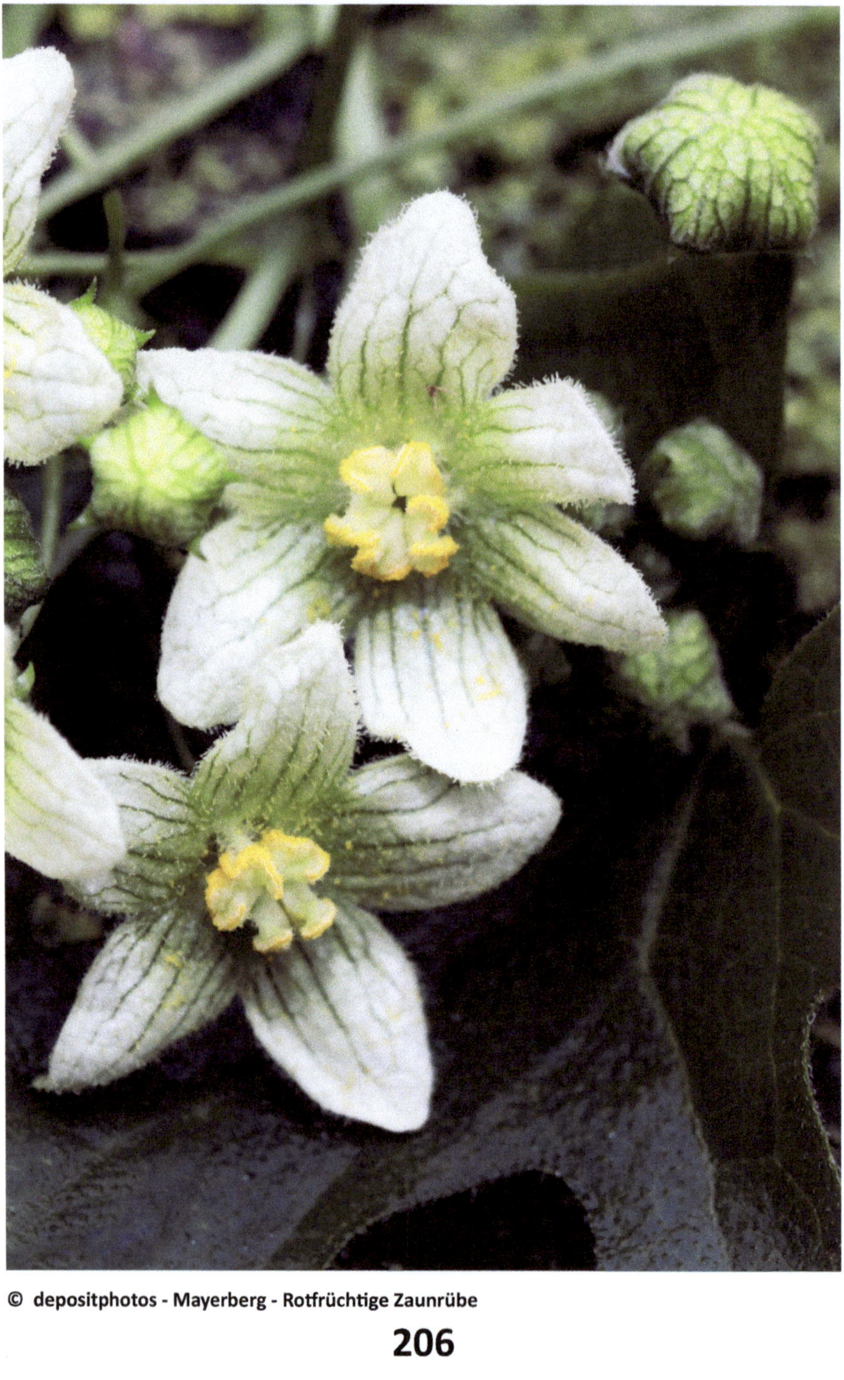

© depositphotos - Mayerberg - Rotfrüchtige Zaunrübe

Weitere Anwendungsgebiete sind Verstopfung und Bauchkoliken. Auch Kopf- und Gelenkschmerzen gehören zu den Einsatzgebieten von Bryonia. Bei Rheuma und Arthritis werden ebenfalls Erfolge bei der Einnahme von Bryonia gelobt.

Symptome, die für die Einnahme von Bryonia sprechen:
Gereizt, mürrisch, jähzornig, will seine Ruhe haben. Schweigsam, verschlossen. Beschwerden werden durch kleinste Bewegung ausgelöst oder verschlimmert. Quälender, trockener Husten. Stechende Schmerzen. Verstopfung. Trockene Schleimhäute. Großer Durst auf Kaltes. Verbesserung der Beschwerden durch Ruhe, frische Luft, feuchtes Wetter, kalte Getränke und Speisen. Verschlechterung der Symptome durch warme Räume, äußere Hitze, nach dem Essen, nach Bewegung, Anstrengung, Husten, aufgrund von finanziellen Problemen, Ärger und Aufregung.

Acalypha indica

Acalypha indica – das Indische Brennkraut – gehört zur Familie der Wolfsmilchgewächse (lat. Euphorbiaceae). Die einjährige, strauchige Pflanze wird bis zu 50 cm hoch. Acalypha indica stammt aus dem tropischen Afrika sowie dem tropischen Asien. Die Pflanze ist in allen Teilen giftig und wird daher nur in homöopathischen Dosen verwendet. In der Homöopathie verwendet man das frische, blühende Kraut, das entsprechend den Vorschriften des Homöopathischen Arzneibuchs potenziert wird.

Acalypha indica hat eine ausgeprägte Wirkung auf die Atmungsorgane sowie den Magen-Darm-Trakt. Hauptanwendungsbereich ist die Lunge, so wird Acalypha indica bei Bronchitis, Krampfhusten und blutigem Husten angewendet. Weiterhin ist das Mittel wirksam bei Durchfall mit Blähungen sowie bei Bauchschmerzen

Symptome, die für die Einnahme von Acalypha indica sprechen:
Extrovertiert, reizbar, überfordert. Schwäche, v. a. am Morgen. Trockener Husten. Gefühl von Zusammenschnüren der Brust. Brennen im Hals. Allgemeine Verschlechterung der Beschwerden am Morgen.

Phosphorus

Phosphor (**griech. lichttragend**) ist ein chemisches Element mit dem Symbol P. In der Natur kommt Phosphor nicht in reiner Form vor, sondern nur in chemischen Verbindungen in Form von Phosphaten.

Gelber Phosphor ist äußerst giftig, ätzend, flüchtig, leichtentzündlich und reaktionsfreudig. Er entzündet sich von selbst an der Luft (mit Sauerstoff) und leuchtet als einziges nicht radioaktives Element, woher auch der Name Phosphor stammt. Als Arzneimittel wird nur der homöopathisch aufbereitete elementare gelbe Phosphor verwendet, der in weißen bis gelben, durchscheinenden Kristallen vorliegt.

Phosphorus hat einen sehr großen Anwendungsbereich, v. a. für Menschen, welche die Atemwege als Schwachpunkt haben. Insbesondere Erkrankungen der unteren Atemwege, wie trockener, harter Husten mit Atemnot, rauer Stimme oder Stimmverlust sprechen gut auf Phosphorus an. Auch Magenschwäche, Sodbrennen, Übelkeit und Erbrechen werden durch Phosphorus gelindert oder geheilt. Bei großer Erschöpfung, Kreislaufschwäche und Ängsten ist Phosphorus ebenfalls hilfreich.

Symptome, die für die Einnahme von Phoshorus sprechen:
Ängstlich, furchtsam. Angst vor Dunkelheit und Gewitter. Sucht Trost. Schwächezustände, fragiles Nervenkostüm. Abneigung gegen körperliche und geistige Ertüchtigung. Feingliedriger, graziler Körperbau. Schwindel beim Aufstehen. Husten mit Atemnot und Engegefühl in der Brust. Heiserkeit. Die Beschwerden verbessern sich durch Kälte, Schlaf, kaltes Essen und kalte Getränke, Massagen, Ruhe und Trost. Zu einer Verschlechterung kommt es am Abend, bei Liegen auf der linken Seite, bei Bewegung, Gewitter, Lärm, nach Genuss von warmem Essen oder Trinken, Reden, Überanstrengung und bei seelischer Belastung.

Literatur (Auswahl)

Elicker Brett M./ Webb Richard: Fundamentals of High-Resolution Lung CT: Common Findings, Common Patterns, Common Diseases and Differential Diagnosis. Lippincott Williams & Wilki Auflage: 2. 2018.

Barker J./ Stevens D./ Bloom SF.: Spread and prevention of some common viral infections in community facilities and domestic homes. J. Appl. Microbiol 2001, 91:7-21.

Huang GK./ Stewardson AJ./ Grayson ML.: Back to basics: hand hygiene and isolation. Curr Opin Infect Dis 2014;27(4):379-89.

Kampf G./ Kramer A.: Händehygiene. In: Kramer A et al (Hrsg). Krankenhaus- und Praxishygiene, 3. Aufl. München: Urban Fischer, 11-15.

Pittet D./ Allegranzi B/ Boyce J.: World Health Organization World Alliance for Patient Safety First Global Patient Safety Challenge Core Group of Experts. The World Health Organization Guidelines on Hand Hygiene in Health Care and their consensus recommendations. Infect Control Hosp Epidemiol 2009;30(7):611-22.

Kramer A./ Heidecke CD.: Der Patient gehört mit ins Boot. kma 2016;21:94-6.

Hassel AV et al.: Patienten und Angehörige mit an Bord. KU Gesundheitsmanag 2017;80(10):109-11.

Ionidis G et al.: Development and virucidal activity of a novel alcohol-based hand disinfectant supplemented with urea and citric acid. BMC Infect Dis 2016;16:77.

Rheinbaben von F./ Steinmann E./ Steinmann J.: Virusinaktivierung. In: Kramer A et al (Hrsg). Krankenhaus- und Praxishygiene, 3. Aufl. München: Urban Fischer, 56-61.

Gwaltney J. M. et al.: Hand-to-hand transmission of rhinovirus colds. Ann Intern Med 1978;88(4):463-67.

Akhter J et al.: Viral contamination of environmental surfaces on a general paediatric ward and playroom in a major referral centre in Riyadh. Eur J Epidemiol 1995; 11(5): 587-90.

Apisarnthanarak A et al.: Intervention with an infection control bundle to reduce transmission of influenza-like illnesses in a Thai preschool. Inf Contr Hosp Epidemiol 2009; 30(9):817-22.

Lotz P.: Anatomie und Physiologie des Respirationstrakts. In: J. Kilian, H. Benzer, (Hrsg.): Grundzüge der Beatmung. Springer, Berlin u. a. 1991, 2., unveränderte Auflage ebenda 1994, S. 3–45.

Burchardi H.: *Ätiologie und Pathophysiologie der akuten respiratorischen Insuffizienz (ARI).* In: J. Kilian, H. Benzer, F. W. Ahnefeld (Hrsg.): Grundzüge der Beatmung. Springer, Berlin u. a. 1991, 2., unveränderte Auflage ebenda 1994, S. 47–91; hier: S. 53–66.

Pasch T., Krayer S, Brunner H. R.: Definition und Meßgrößen der akuten respiratorischen Insuffizienz: Ventilation, Gasaustausch, Atemmechanik. In: J. Kilian, H. Benzer, F. W. Ahnefeld (Hrsg.): Grundzüge der Beatmung. Springer, Berlin u. a. 1991, 2., unveränderte Auflage ebenda 1994.

Renz-Polster H., Krautzig S., Braun J.: Basislehrbuch Innere Medizin mit StudentConsult-Zugang: kompakt-greifbar-verständlich. 4. Auflage. Urban & Fischer Verlag, Elsevier, 2008.

Andreas S., Anker S. D. u. a.: Neurohumoral activation as a link to systemic manifestations of chronic lung disease. In: Band 128, Nummer 5, November 2005.

Abele-Horn M.: Antimikrobielle Therapie. Entscheidungshilfen zur Behandlung und Prophylaxe von Infektionskrankheiten. Unter Mitarbeit von Werner Heinz, Hartwig Klinker, Johann Schurz und August Stich, 2., überarbeitete und erweiterte Auflage. Peter Wiehl, Marburg 2009S. 77–81 (Akute Exazerbation der chronisch obstruktiven Bronchitis).

Nickol A., Frise M. u. a.: A cross-sectional study of the prevalence and associations of iron deficiency in a cohort of patients with chronic obstructive pulmonary disease. In: BMJ Open. 5, 2015.

Biedermann A., Köhnlein T.: Alpha-1-Antitrypsin-Mangel – eine versteckte Ursache der COPD: Überblick über Pathogenese, Diagnostik, Klinik und Therapie. In: Deutsches *Ärzteblatt*. Band 103, Ausgabe 26, vom 30. Juni 2006.

Quinn P. et al.: IgE-tailpiece associates with α-1-antitrypsin (A1AT) to protect IgE from proteolysis without compromising its ability to interact with FcεRI, Scientific Reports (2016).

Varraso R., Jiang R. u. a.: Prospective study of cured meats consumption and risk of chronic obstructive pulmonary disease in men. In: American journal of epidemiology. Band 166, Nummer 12, 2007.

Gillissen A. (Hrsg.): Die chronisch-obstruktive Lungenerkrankung. 3. Auflage. UNI-MED Verlag, Bremen 2006.

Rabe K. F., Hurd S. u. a.: Global strategy for the diagnosis, management, and prevention of chronic obstructive pulmonary disease: GOLD executive summary. In: American journal of respiratory and critical care medicine. Band 176, Nummer 6, September 2007.

Leitlinie der Deutschen Atemwegsliga 2007. (PDF-Datei, 927 kByte).

GOLD-Report 2011 (**Memento** vom 4. März 2016 im **Internet Archive**).

Die 4 COPD-Stadien nach GOLD, auf leichter-atmen.de, abgerufen am 3. Januar 2016.

Abele-Horn M.: Einteilung der COPD in Schweregrade. 2009.

Petro W., von Stackelberg J. M: Handbuch COPD und Asthma bronchiale. 1. Auflage. Verlag Urban & Vogel, 2006.

COPD-Kontrolltest, auf pat-liga.de, abgerufen am 6. Januar 2016.

Ernährung bei COPD. (PDF) Abgerufen am 13. Juni 2018.

Inhalieren will gelernt sein, in: Der Allgemeinarzt, 2015.

Singh S., Loke Y. K. u. a.: Mortality associated with tiotropium mist inhaler in patients with chronic obstructive pulmonary disease: systematic review and meta-analysis of randomised controlled trials. In: BMJ (Clinical research ed.). Band 342, 2011.

Wise R. A., Anzueto A. u. a.: Tiotropium Respimat inhaler and the risk of death in COPD. In: N Engl J Med. 369.

Magnussen H., Disse B. u. a.: Withdrawal of Inhaled Glucocorticoids and Exacerbations of COPD. In: New England Journal of Medicine. 371, 2014.

Abele-Horn M.: Antimikrobielle Therapie. Entscheidungshilfen zur Behandlung und Prophylaxe von Infektionskrankheiten. Unter Mitarbeit von Werner Heinz, Hartwig Klinker, Johann Schurz und August Stich, 2., überarbeitete und erweiterte Auflage. Peter Wiehl, Marburg 2009. (Akute Exazerbation der chronisch obstruktiven Bronchitis).

Köhler D.: Clinical Year in Review – fortgeschrittene COPD. In: Medizinische Klinik (Munich, Germany : 1983). Band 102, Nummer 11, November 2007.

Eisenmangel verstärkt Atemnot bei COPD (21.September 2015), auf leichter-atmen.de/copd-news/eisenmangel-verstaerkt-copd-symptome.

Ectoin reduziert chronische Lungenentzündung: Neuer Therapieansatz gegen COPD, auf www.iuf-duesseldorf.de, abgerufen am 13. Juni 2018.

Nonoyama M. L., Brooks D. u. a.: Oxygen therapy during exercise training in chronic obstructive pulmonary disease. In: Cochrane database of systematic reviews (Online). Nummer 2, 2007.

Dembinski R.: Nichtinvasive Beatmungsformen. In: Anästhesie & Intensivmedizin. Band 60, Juni 2019.

Nierhaus A. u. a.: Interventional Lung Assist Can Attenuate the Invasiveness of Mechanical Ventilation in ARDS and ALI. Präsentiert bei ESICM, 2009.

Herth F. J., Gompelmann D., Ernst A., Eberhardt R.: Endoscopic lung volume reduction. In: Respiration. Karger Libri, Basel 2010.

Groeben, Kullmann: Akuter Asthmaanfall und exazerbierte chronisch obstruktive Lungenerkrankung: Grundlagen und Management. In: Notfall und Rettungsmedizin. 2011.

Kiser T., Allen R., Valuck R. J., Moss M., Vandivier W. R.: Outcomes Associated with Corticosteroid Dosage in Critically Ill Patients with Acute Exacerbations of Chronic Obstructive Pulmonary Disease. In: American Thoracic Society (Hrsg.): Am J Respir Crit Care Med. 189, Nr. 9, 2014.

Internetseiten

www.emro.who.int/media/news/fight-antibiotic-resistance-its-in-your-hands.html

https://www.infektionsschutz.de/hygienetipps/barrieremassnahmen/

https://www.lungeninformationsdienst.de/therapie/leben-mit-krankheit/ernaehrung/index.html

https://mehr-luft.at/aktuell/leben-mit-lungenkranken-das-sollten-sie-wissen/

Zur Autorin

Dr. Angela Raab geb. Fetzner, geboren in Bad Kissingen, ebenda auch aufgewachsen.

Studium der Pharmazie in Würzburg, anschließend Approbation zur Apothekerin. Aufbaustudium der Pharmaziegeschichte in Marburg, Abschluss als Pharmaziehistorikerin.

Dort auch Promotion zum Dr. rer. nat.

Seit 1996 bis dato Arbeit in öffentlichen Apotheken und Krankenhausapotheken in ganz Deutschland sowie der Schweiz. Daneben Seminartätigkeit im In- und Ausland.

Von 2012-2023 Veröffentlichung von mehr als 50 Ratgebern und Fachbüchern v. a. zu verschiedenen Gesundheitsthemen, die hunderttausende Leser begeistern.

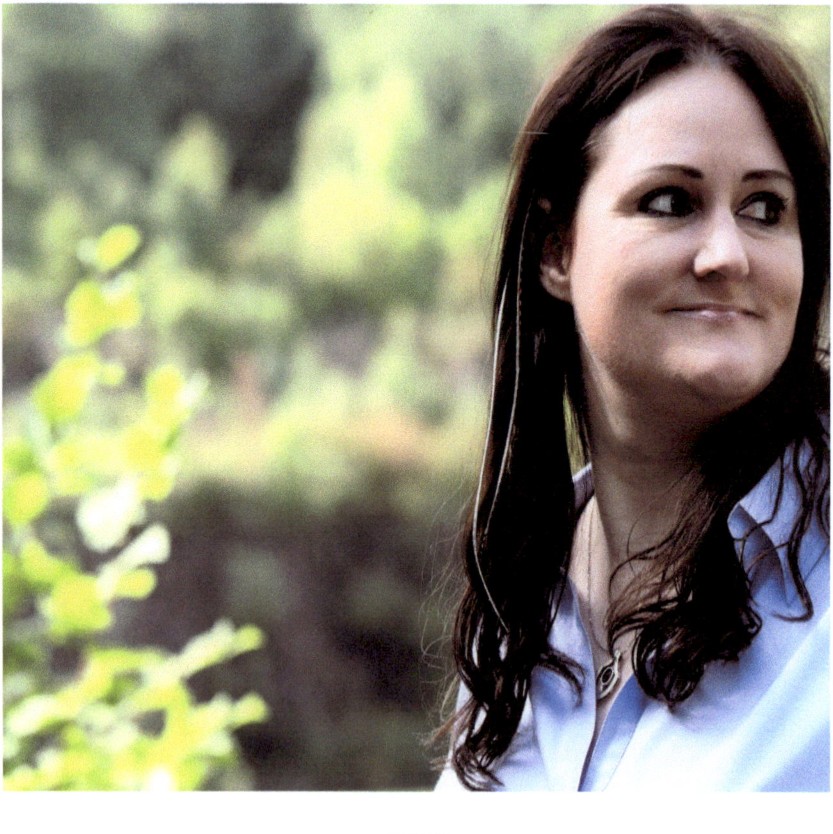

Ein herzliches Dankeschön

- an dieser Stelle an alle werten Leserinnen und Leser. Lob, Kritik oder Anregungen können Sie mir gerne auf meiner Facebook-Seite https://www.facebook.com/AngelaFetzner
oder auf meiner Autorenhomepage mitteilen:
http://www.angela-fetzner.de

Bücher von Dr. Angela Fetzner

Finden Sie alle auf der Autorenhomepage:
http://www.angela-fetzner.de
Auf meiner Homepage finden Sie nicht nur alle meine Bücher und E-Books. Darüber hinaus möchte ich meinen Leserinnen und Lesern auch einen besonderen Service bieten. So stelle ich auf meiner Homepage regelmäßig Onlinelesungen von mir ein, weiter schreibe ich Blogartikel zu verschiedenen Themen sowie Rezensionen zu diversen Büchern.
Hier können Sie sich auch für meinen Newsletter anmelden, um regelmäßig Informationen über neue Bücher, Preisaktionen, Verlosungen und Gesundheitstipps zu erhalten.
Außerdem finden Sie meine E-Books in allen führenden Online Shops und die Druckbücher im Versand- und Standardbuchhandel.
Sie finden mich auch in den sozialen Netzwerken:
Facebook, Twitter, Instagram und Youtube.

https://angela-fetzner.de/___/

Leseprobe - Die Lymphe

Die Lymphreinigung – Stiefkind aller Entgiftungskuren

Während die Darmreinigung oder auch die Leberentgiftung ganz oben auf dem Programm jeder Entgiftungstherapie stehen, wird die Entgiftung des Lymphsystems oft allzu stiefmütterlich behandelt.

Eine regelmäßige Entgiftung des Lymphsystems ist jedoch von immenser Bedeutung, da ein funktionsfähiges Lymphsystem unabdingbar für die physische und psychische Gesundheit ist.

Das Lymphsystem – Kläranlage unseres Körpers

Als Müllabfuhr des Körpers vernichtet das Lymphsystem schädliche und unbrauchbare Stoffe wie Krankheitserreger, Stoffwechselschlacken, Toxine und Zelltrümmer.

Das Lymphsystem ist daher ein überaus wichtiger Teil der Immunabwehr und der körpereigenen Entgiftung.

Die Lymphe – Saft des Lebens, Saft des Sterbens

Die Lymphe muss im Fluss bleiben

Das Lymphsystem muss regelmäßig gereinigt und entgiftet werden, um im natürlichen Fluss zu bleiben. Wird das Lymphsystem jedoch kontinuierlich mit zu viel Abfall überlastet, gerät der Fluss ins Stocken. Die Lymphe fließt nur noch sehr langsam und schleppend, bis sich schließlich ein Lymphstau entwickelt.

Infolgedessen können nicht mehr alle problematischen Stoffe vernichtet werden, es kommt zu einer schleichenden Vergiftung des gesamten Organismus. Als Folge können sich zahlreiche chronische Krankheiten entwickeln.

Die ganzheitliche Lymphreinigung

In diesem Buch werden alle natürlichen Therapien und Behandlungsmethoden geschildert, die sich als wirksam für eine grundlegende Entgiftung und Reinigung der Lymphe erwiesen haben.

Es handelt sich hierbei um alltagstaugliche, motivierende und effiziente Maßnahmen zur Selbstbehandlung. Hierzu gehören alle Maßnahmen zur Entgiftung wie Heilpflanzentherapie, Homöopathie, Schüßler-Salze, spezifische Reinigung der Lymphe, Wasseranwendungen, Abbau von Stress, Ernährungsumstellung, moderate Bewegung usw.

Mit Unterstützung der vorgestellten, ausgewählten Entgiftungskuren werden Sie bereits nach kurzer Zeit wieder mehr Vitalität, Kraft und Lebensfreude verspüren.

Die Autorin berät und informiert als promovierte Apothekerin seit mehr als zwei Jahrzehnten zahlreiche Kunden. Als unabhängige Autorin und Apothekerin fühlt sich die Verfasserin dieses Buchs nur der Gesundheit und dem Wohl der Menschen verpflichtet.

Herzlichst Ihre Apothekerin Dr. Angela Fetzner

Entgiftung über das Lymphsystem

Während etwa die Darmreinigung oder auch die Leberentgiftung ganz oben auf dem Programm jeder Entgiftungstherapie stehen, wird die Entgiftung des Lymphsystems meist allzu stiefmütterlich behandelt. Dies rührt sicher auch von der Tatsache her, dass das Lymphsystem weitgehend im Verborgenen agiert und damit zu den allgemein vernachlässigten Teilen unseres Körpers gehört. Meist kümmern wir uns erst um das Lymphsystem, wenn das Kind schon in den Brunnen gefallen ist – wobei häufig gar nicht erkannt wird, dass viele Beschwerden auf einen gestörten Lymphfluss zurückzuführen sind.

Auch sind weiter alle darm- oder leberreinigenden Maßnahmen wirkungslos oder sogar kontraproduktiv, wenn das Lymphsystem bereits überfordert ist. Denn entsprechende Leber- und Darmreinigungen würden das ohnehin überlastete System noch weiter überfordern und dies ist einer der häufigsten und verhängnisvollsten Fehler überhaupt, der beim Entgiften gemacht wird.

Daher ist die Entgiftungsfunktion des Lymphsystems von immenser Bedeutung, da über diesen Weg die von körpereigenen Abwehrzellen isolierten Schadstoffe (Chemikalien, Medikamentenrückstände, Gifte, Schlacken, alte und unbrauchbare Zellen, Zelltrümmer, Krebszellen, Bakterien und Viren) zunächst vernichtet und anschließend zur Ausscheidung gebracht werden.

Deshalb sollte zu jeder Ausleitungstherapie stets auch die Anregung des Lymphsystems gehören - Denn durch die Anregung des Lymphflusses werden vermehrt Stoffwechselendprodukte, Toxine und Krankheitserreger zur Ausscheidung gebracht.

Man kann das Lymphsystem mit Fug und Recht als die Kläranlage unseres Körpers bezeichnen – wenn diese Kläranlage und dieses ausgezeichnete Filtersystem jedoch nicht mehr reibungslos funktionieren, wird der Körper mit Giften, Bakterien, Viren, Pilzen, Zelltrümmern, Schlacken und entarteten Zellen überschwemmt. Dass dies der Beginn zahlreicher akuter und chronischer Krankheiten ist, braucht angesichts der drohenden Schadstoffflut in unserem Körper nicht näher erläutert werden. Dazu kommt noch, dass die Zellen aufgrund des Lymphstaus nicht mehr ausreichend mit Nährstoffen versorgt werden können.

Eine ganzheitliche Lymphreinigung ist also eine der wichtigsten Maßnahmen zur Heilung und Vorbeugung von Krankheiten aller Art – denn nur durch kontinuierliche Klärung wird das Körperwasser wunderbar sauber und gesund gehalten.

Man muss es dem Lymphsystem auch hoch anrechnen, dass es sich v. a. auch des groben und unhandlichen Abfalls annimmt: So nehmen die Lymphkapillaren Bakterien, Bakteriengifte, Viren, Pilze, Schwermetalle, Chemikalien, Zelltrümmer, funktionsuntüchtige und entartete Zellen auf und transportieren diesen hochgiftigen Müll, der in der Lymphflüssigkeit schwimmt, zu den Lymphknoten.

Die Reinigung der mit Abfall schwer beladenen Lymphe findet schließlich in den Lymphknoten statt, welche als Filter- und Entgiftungsstation des Lymphsystems fungieren. Denn die Lymphknoten schnappen sich alle Arten von Schadstoffen und machen diese unschädlich - die gereinigte Lymphe wird anschließend in den Blutkreislauf übergeben. Dass unsere Gesundheit also maßgeblich von der Leistungsfähigkeit des Lymphsystems abhängt, darf nicht wundernehmen - ist doch das Lymphsystem geradewegs die Polizei und der Wächter für unsere Gesundheit.

So sind die Lymphknoten vollgepackt mit Fresszellen und Lymphozyten, welche mit großem Appetit Bakterien vernichten und Krebszellen buchstäblich auffressen. Kein Wunder, dass das Lymphsystem bei einer derartigen Leistungsfähigkeit von allen Seiten pausenlos mit Abfällen aller Art wie Giftstoffen, Bakterien, Viren, Parasiten, Pilzen, Schlacken, Verschleimungen und entarteten Zellen überhäuft wird. Gerade auch der Abfall, der für die anderen Entgiftungsorgane zu grob, zu sperrig oder einfach zu giftig ist, wird vom selbstlosen Lymphsystem ohne Murren übernommen.

Wird das Lymphsystem aber kontinuierlich überlastet und wird weiter die Lymphtätigkeit nicht genügend angeregt, so lässt die Leistungsfähigkeit der Lymphknoten bzw. der darin befindlichen Abwehr- und Fresszellen nach. Die Lymphe fließt nur noch sehr langsam und schleppend, bis sich schließlich ein Lymphstau entwickelt.

Man kann den Lymphstau ohne Weiteres mit einem stehenden Gewässer vergleichen, in das Gift geleitet wird - da der Fluss des Gewässers behindert ist, können Gifte nicht mehr abtransportiert werden, infolgedessen stirbt der Fluss ab. Das drastische Bild des abgestorbenen Flusses kann man durchaus auf unser Lymphsystem übertragen: Bei Überlastung des Lymphsystems können Gifte und Schlacken aus der Lymphflüssigkeit ins Blut gelangen und auf diese Weise eine schleichende, aber verhängnisvolle Vergiftung des Körpers herbeiführen.

Ein Lymphstau kann zahlreiche Beschwerden wie geschwollene Augen, dicke Beine und Hände sowie Cellulite nach sich ziehen. Auch unerklärliche und bleierne Müdigkeit, Leistungsabfall, Konzentrationsschwierigkeiten, chronische Kopfschmerzen sowie andere Schmerzen, Anfälligkeit für Erkältungen, chronische Nasennebenhöhlenentzündungen, Halsentzündungen, Allergien, Akne und Menstruationsbeschwerden können Folge eines Lymphstaus sein. Langfristig können sogar schwere chronische Erkrankungen, bspw. auch Krebserkrankungen, resultieren.

Da das Lymphsystem außerdem nicht nur für die Entgiftung zuständig ist, sondern neben dem Darm der wichtigste Teil unseres Immunsystems ist, kann der ganzheitlichen Lymphreinigung gar nicht genug Beachtung geschenkt werden.

Daneben gibt es noch ein besonders Merkmal des Lymphsystems, welches dessen regelmäßige Entgiftung umso wichtiger werden lässt. Die Gefäße des Lymphsystems verlaufen parallel und benachbart zu den Blutgefäßen. Dennoch gibt es einen signifikanten Unterschied zwischen dem Blutkreislauf und dem Lymphsystem: Während der Blutkreislauf von der Pumpe des Herzens angetrieben wird, hat das Lymphsystem keine derartige Pumpe und damit keinen Antrieb, um die Flüssigkeit zirkulieren zu lassen. Deshalb ist das Lymphsystem auf eine Aktivierung von außen angewiesen, welcher wir ausreichend Aufmerksamkeit schenken müssen.

Ein ausreichender Lymphfluss ist auch deswegen sehr wichtig, weil die Lymphe nur sehr langsam fließt – innerhalb eines Tages werden nur 1,5 bis 2,5 l Flüssigkeit durch die Lymphgefäße transportiert. Zum Vergleich: Die gesamte Blutmenge eines Menschen (ca. fünf Liter) wird in etwa einer Minute durch den Kreislauf geschleust.

Eine gründliche Lymphreinigung des gesamten Lymphsystems hat vor allem zwei Hauptziele:

- Da die Lymphflüssigkeit nicht eigenständig zirkuliert, muss der Lymphfluss angeregt und aktiviert werden, damit die Lymphe rasch und ungehindert fließen kann - und somit auch Schlacken, Krankheitserreger, Krebszellen und Gifte schnell und effektiv aus dem Körper geschleust werden können. Durch die Anregung der Lymphtätigkeit wird auch der so gefürchtete Lymphstau vermieden.
- Auch die anderen entgiftenden Organe sollten entlastet und gereinigt werden, damit sich das Lymphsystem von Zeit zu Zeit der Regeneration widmen kann. Von einer Reinigung und Entgiftung von Leber, Darm und Nieren profitiert letztendlich auch das Lymphsystem - denn sind die anderen entgiftenden Organe mit Schadstoffen belastet, leidet auch das Lymphsystem, weil die anderen Entgiftungsorgane nur allzu gerne ihren anfallenden Müll an das Lymphsystem abgeben.

Bevor wir uns nun aber Klarheit darüber verschaffen, wie wir das Lymphsystem gesund erhalten, wollen wir einen allgemeinen Blick auf alle Aspekte der Entgiftung des Körpers werfen.

Was bringt eine Entgiftung des Körpers?

Entgiften – also das Ausleiten von Schadstoffen aus dem Körper – blickt auf eine lange Tradition zurück.

Seit jeher haben Menschen den Wunsch verspürt, ihren Körper und auch ihre Seele in regelmäßigen Abständen zu reinigen und von allem überflüssigen und schädlichen Ballast zu befreien. Vielleicht entspricht dieses Bedürfnis dem instinktiven Spüren, dass die Reinigung eine große Entlastung für Körper und Seele bedeutet, die notwendig ist, um die Gesundheit zu erhalten oder wieder zu erlangen. Gleichzeitig ist eine gründliche Entgiftung und Reinigung des Körpers Voraussetzung für alle tiefer greifenden Heilungsprozesse.

Die Maßnahmen zur Entgiftung dienen v. a. auch dazu, die Selbstheilungskräfte des Körpers in Gang zu setzen. Denn erst durch eine tief greifende Befreiung von Schadstoffen wird vielen Krankheiten die Grundlage entzogen und Körper und Seele können wieder genesen.

Ende der Leseprobe

Dr. Angela Fetzner

Die Lymphe

Wächter über Gesundheit und Vitalität

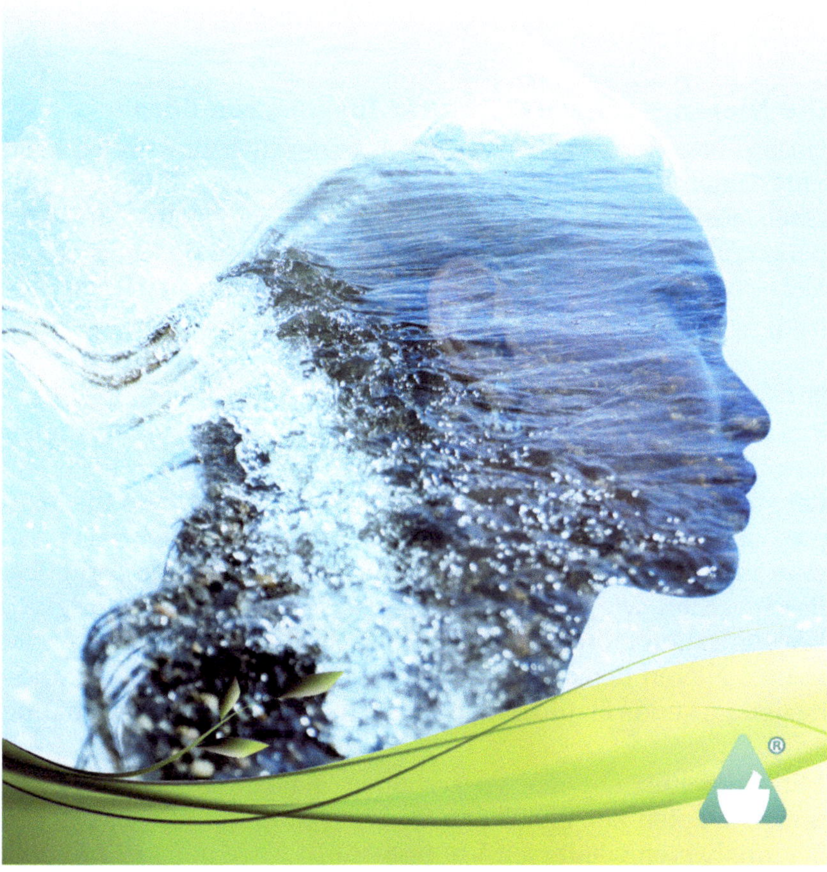

Vollständige Informationen über die Nieren auf über 400 Seiten und mit mehr als 50 farbigen Fotos und Abbildungen.

Die Niere – Das vergessene Organ

Obwohl mehr als zehn Prozent der Bevölkerung hierzulande an einer Erkrankung der Nieren leiden, ist das Thema Nierengesundheit kaum im öffentlichen Bewusstsein. Dies ist umso dramatischer, da Nierenerkrankungen oft erst sehr spät erkannt werden und viele Betroffene nichts von ihrer Erkrankung wissen.

Die Nieren sind die Kläranlagen des Körpers

Die Hauptaufgabe der Nieren ist die Entgiftung des Körpers. - Schadstoffe werden aus dem Blut entfernt und später über den Harn ausgeschieden.

Die Nieren – Schwerstarbeiter für unseren Körper

Unsere Nieren verrichten täglich unermüdlich und weitgehend unbeachtet Schwerstarbeit. So sorgen sie neben der Entgiftung für einen ausgeglichenen Elektrolyt- und Wasserhaushalt des Körpers. Weiter sorgen die kleinen Organe für gesunde Knochen, sie aktivieren das lebenswichtige Vitamin D und sind an der Regulierung des Blutdrucks beteiligt.

Nieren leiden lange still

Störungen und Erkrankungen der Nieren spürt man meist über lange Zeit überhaupt nicht. – Deshalb spricht man hier auch von der stummen und lautlosen Gefahr. Hinzu kommt, dass die Symptomatik von Nierenerkrankungen oft derart unspezifisch ist, dass man gar nicht an die Nieren denkt. Wer würde bspw. bei Beschwerden wie Müdigkeit, Abgeschlagenheit, Schlaflosigkeit, Konzentrationsstörungen oder Kopf- und Rückenschmerzen an kranke Nieren denken? Auch Bauchschmerzen, Übelkeit, trockene und juckende Haut können Anzeichen einer Nierenerkrankung sein.

Mit Unterstützung der vorgestellten, ausgewählten Methoden und Therapien zur Entgiftung und Stärkung der Nieren bringen Sie Ihre Nieren wieder auf Vordermann.

Dr. Angela Fetzner

Die Nieren

Kraftwerk und Klärwerk

Entgiften, Reinigen, Stärken

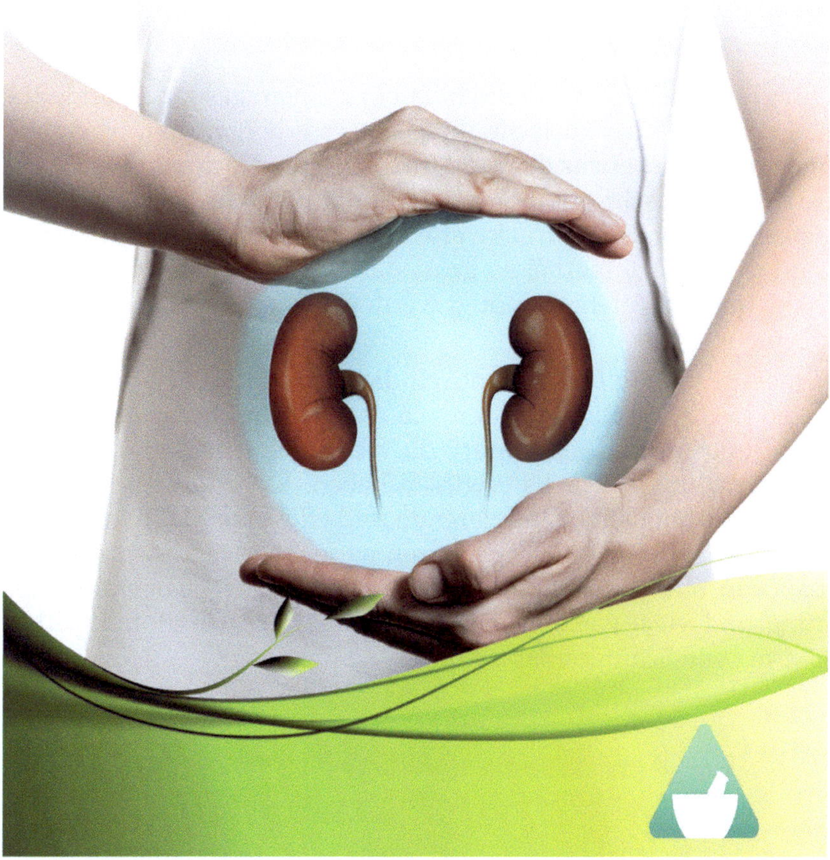

225

Blutdruck senken ohne Medikamente – Natürliche Maßnahmen zur Selbsttherapie

Volkskrankheit Bluthochdruck –Die schleichende Gefahr Schätzungsweise 20 Millionen Deutsche leiden unter einem erhöhten Blutdruck. Verlässliche Zahlen hierzu gibt es allerdings nicht, da viele Betroffene überhaupt nichts von ihrer Erkrankung wissen. Bluthochdruck entwickelt sich schleichend, weshalb die heimtückische Krankheit auch als „stummer Killer" bezeichnet wird. Die ganze Tragweite der Erkrankung wird oft erst klar, wenn ernsthafte Folgeerkrankungen, wie Herzinfarkt und Schlaganfall, auftreten. Doch soweit muss es nicht kommen. Legen Sie einem hohen Blutdruck beizeiten das Handwerk und verweisen Sie ihn in die für ihn vorgesehenen Schranken.

Ein gesundes Herz ist der Schlüssel zu einem gesunden und vitalen Leben Leiden auch Sie unter einem erhöhten Blutdruck und möchten selbst etwas dagegen tun? Die gute Nachricht lautet: Die Krankheit ist sehr gut therapierbar und in den meisten Fällen lassen sich erhöhte Blutdruckwerte auf natürliche Weise senken. Oft sind die Erfolge hierbei so groß, dass keine blutdrucksenkenden Medikamente (mehr) benötigt werden.

Unterstützen Sie Ihr Herz durch die ganzheitliche Blutdrucktherapie In diesem Buch werden alle natürlichen Therapien und Behandlungsformen geschildert, die sich als wirksam in der Therapie des Bluthochdrucks erwiesen haben. Es handelt sich hierbei um alltagstaugliche, motivierende und effiziente Maßnahmen zur Selbstbehandlung. Hierzu gehören wirksame Methoden zum Abbau von Stress, moderate Bewegung, eine ausgewogene Ernährung und viele weitere natürliche Therapien wie Homöopathie, Einsatz von Schüßler-Salzen usw.

Dr. Angela Fetzner

Blutdruck senken ohne Medikamente

Natürliche Maßnahmen zur Selbsttherapie

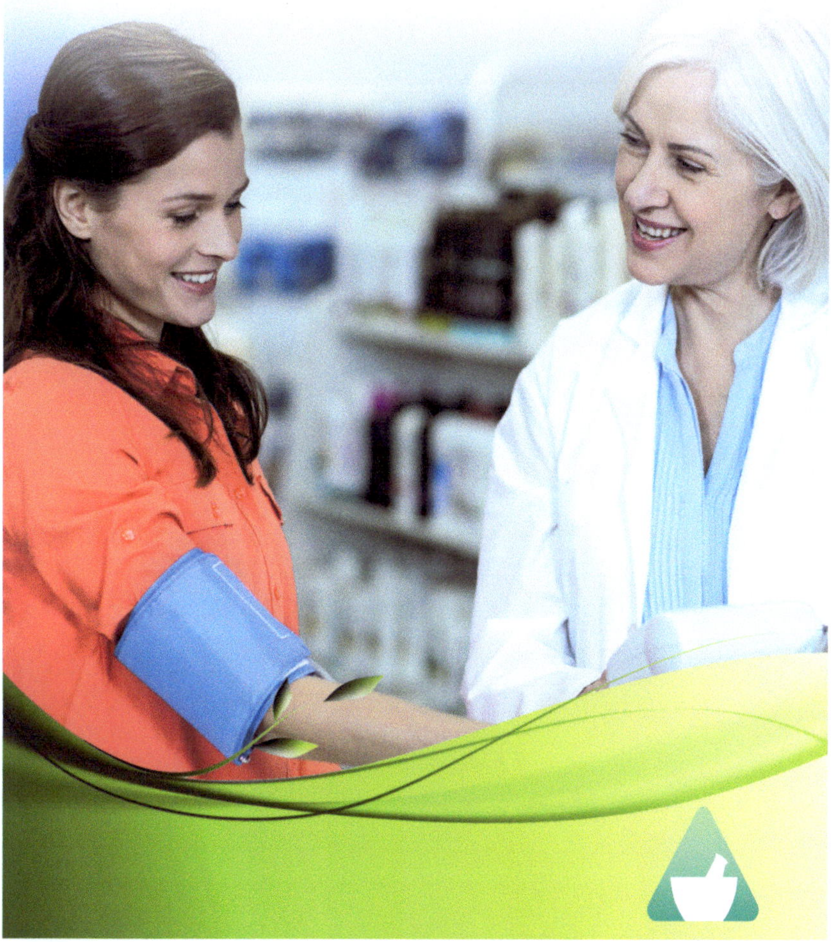

227